あなたも
前歯の美白治療をしませんか？

提案 1 思い切って歯の色調を変えて若返る

歯の色調をオーダーメイドで変えられる時代です。真っ白な歯にしてみませんか？

歯の色調

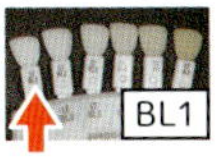

治療期間
2か月
50代女性

Before

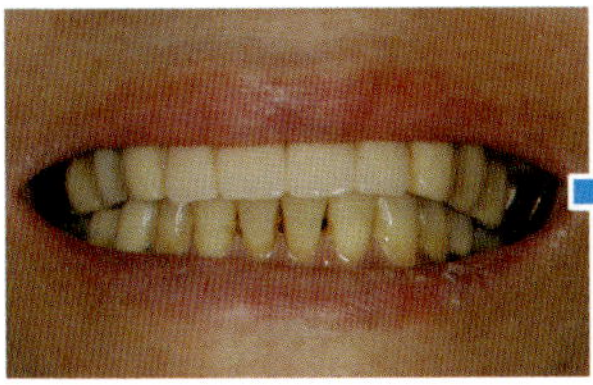

前歯が黄色いことに悩んでいた

After

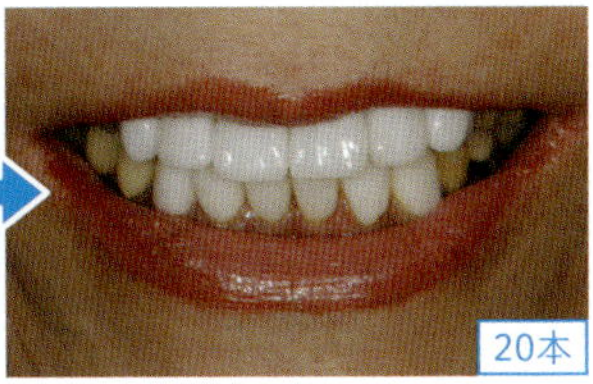

「念願の真っ白な歯になって嬉しい」と第一声

歯の色調

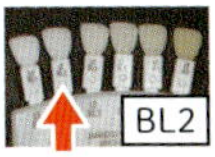

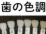

治療期間
4か月
60代男性

Before

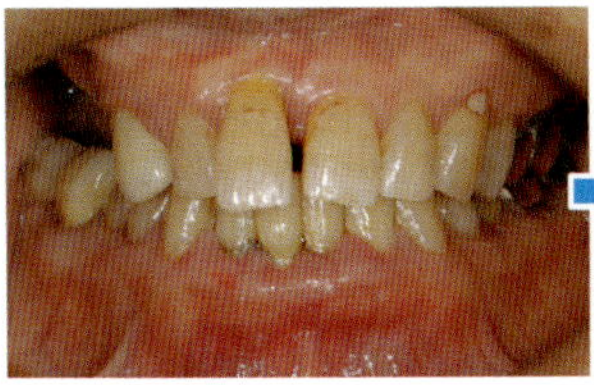

前歯の色と歯並びが気になっていた

After

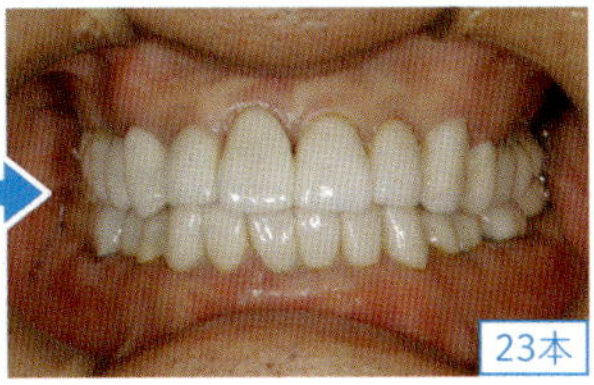

前歯の矯正をして白い歯になり大満足

歯の色調

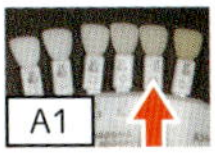

治療期間
6か月
筆者自身

Before

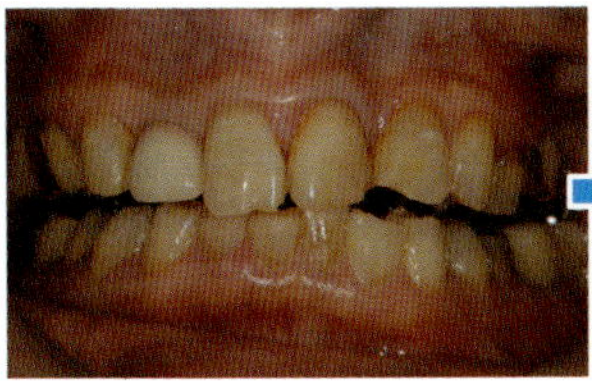

長年、歯の色と下顎の歯並びを気にしていた

After

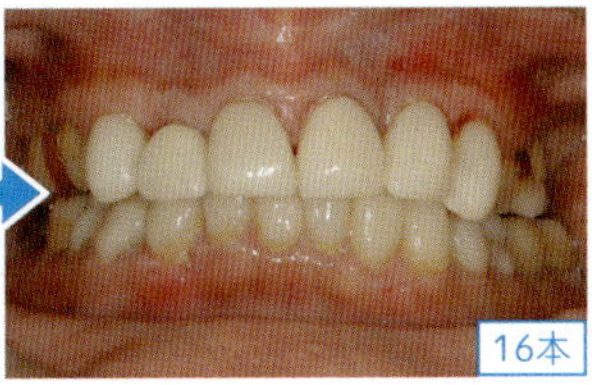

上下2回の治療で、歯並びが治って、白い歯になり大満足

提案2 小学生低学年よりマウスピース矯正

今や、歯の矯正は、大人も子どもも、マウスピース矯正をする時代となりました。

マウスピース矯正（インビザライン）治療　約1年半経過（小1→小3）

口呼吸をともなった不正咬合　2022.07.15

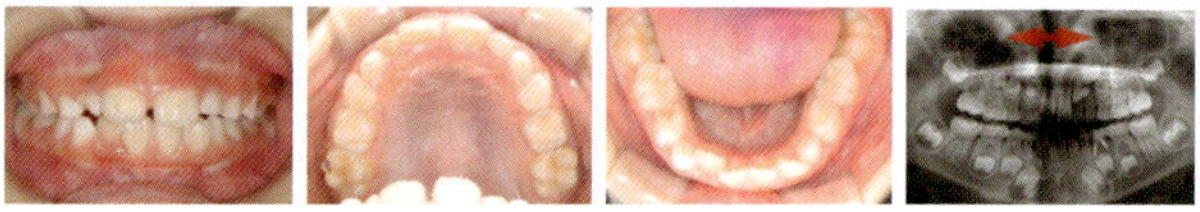

鼻中隔が狭い
：
口呼吸

↓

不正咬合を治療後に鼻呼吸が可能になった　2024.07.19

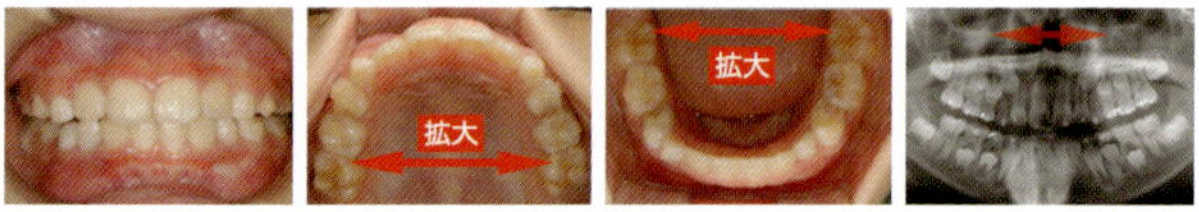

鼻中隔拡大
：
鼻呼吸しやすい

歯科矯正の父、エドワード・アングルが、不正咬合の原因としては、口呼吸が最も影響力があり、多くは3歳から14歳の間に起こる、と1907年に論文で発表した。

成人のケース
すきっ歯の症例

約10か月でほぼ治療が終わった。マウスピースは、特に空隙歯列弓《くうげきしれつきゅう》（すきっ歯）の矯正を得意にしている。

術前　　術中

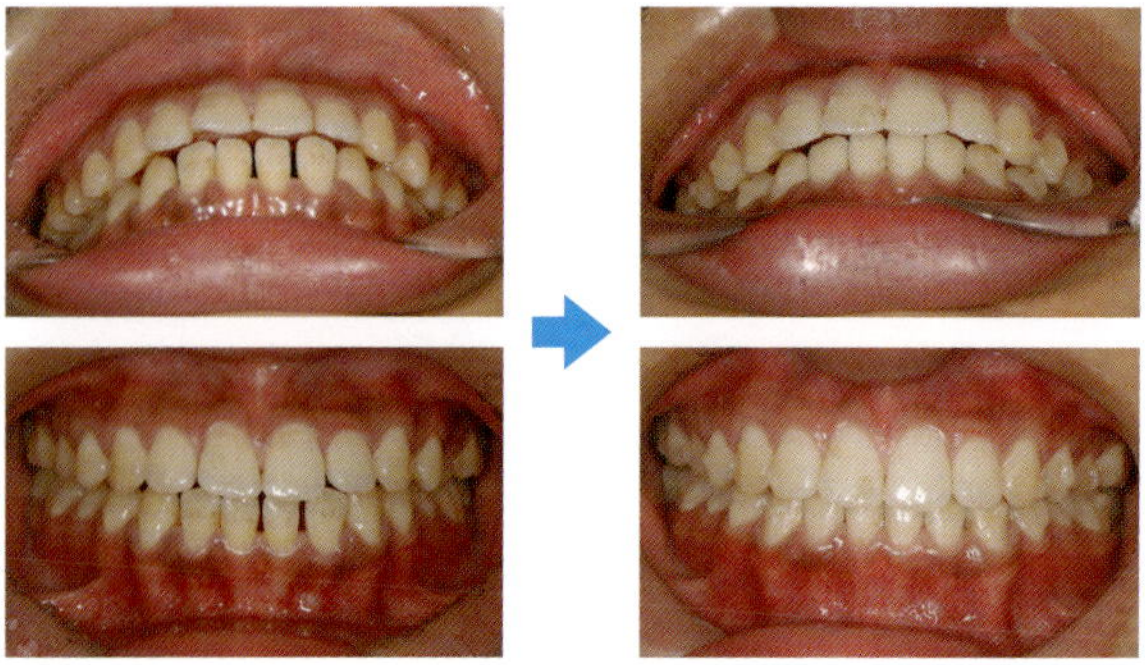

インビザラインでの治療

あなたもお口の中の銀歯を白くしませんか？

提案 3 銀歯との決別

銀歯を全て白くすると、人生が変わります。
人前で大きな口を開けて笑えます。

初診時　2022.5.10　　　　終了時　2024.5.31

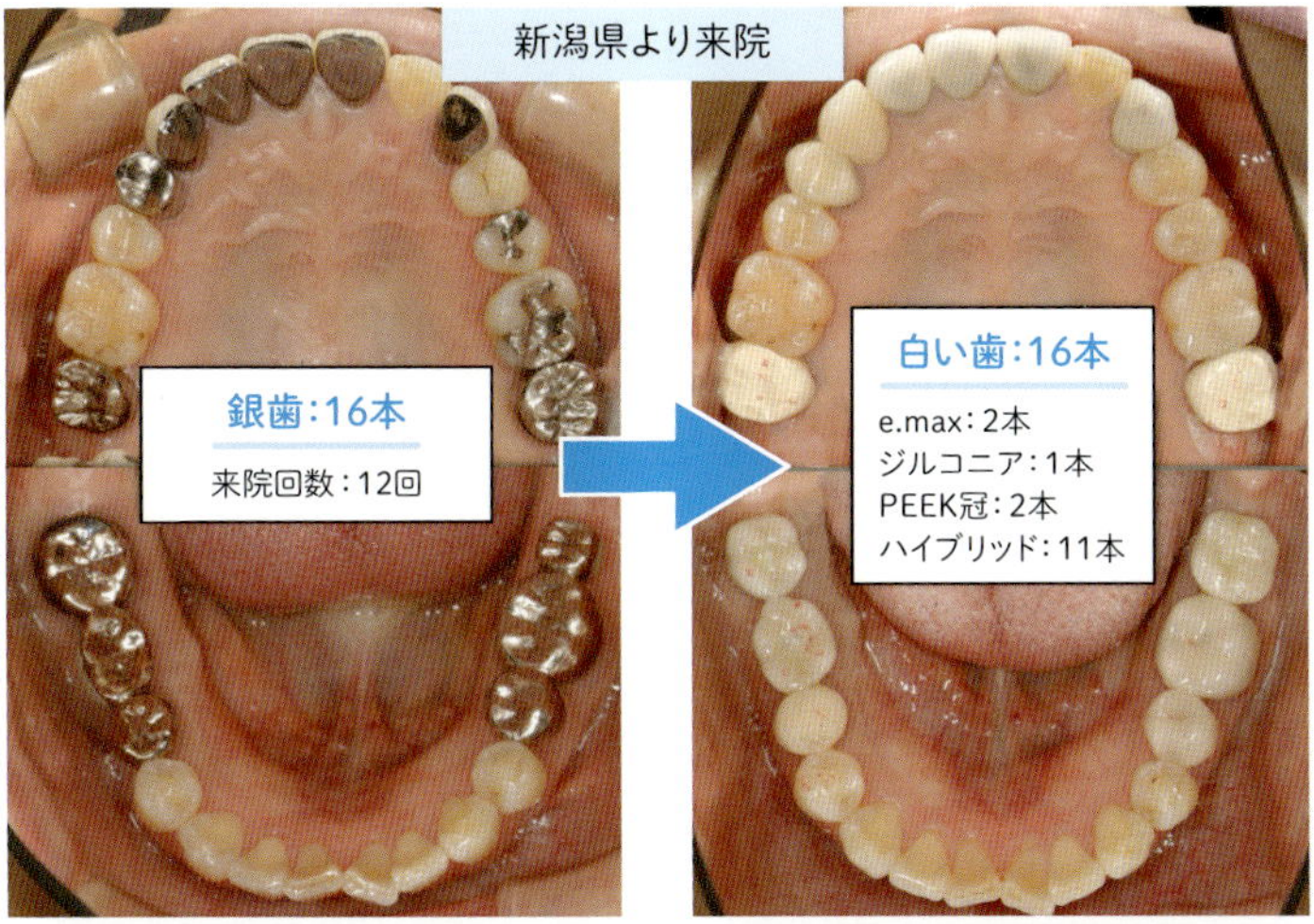

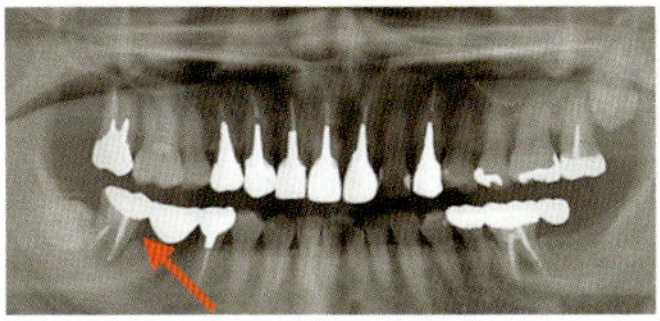

主訴：下顎右下ブリッジが痛くて噛めない

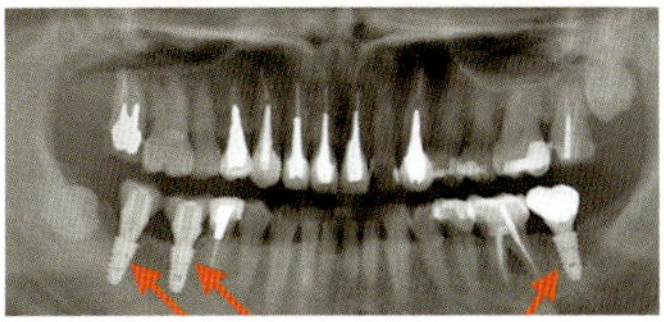

下顎の左右に計3本のインプラントを埋入

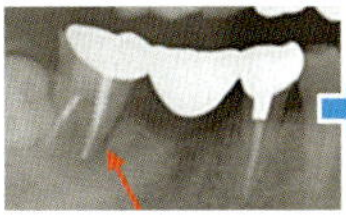

ブリッジの後ろの歯が炎症を起こし、痛くて噛めない！　噛む力の負担が大きい

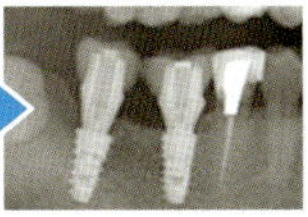

インプラント2本を埋入。ブリッジタイプから天然歯のように力を分散

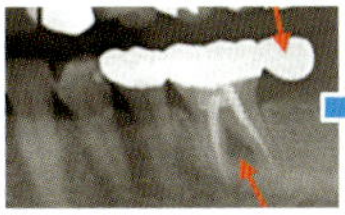

ブリッジの後ろの人工歯が、テコの作用で手前の歯に力の負担大で炎症を引き起こしていた

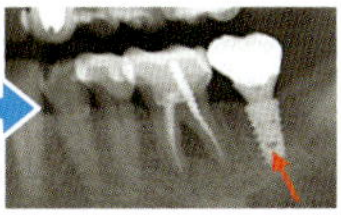

ブリッジの後ろの人工歯を取り除き、インプラントを埋入。力の負担を軽減し、手前の歯の寿命を延ばす

提案 4 インプラントと矯正のコラボ

インプラントにするなら、残存歯の矯正もしてみましょう。顔の表情も変わります。

初診時	仮義歯セット時	プロビセット時※1	治療終了時
治療開始	2か月後	4か月後	7か月後

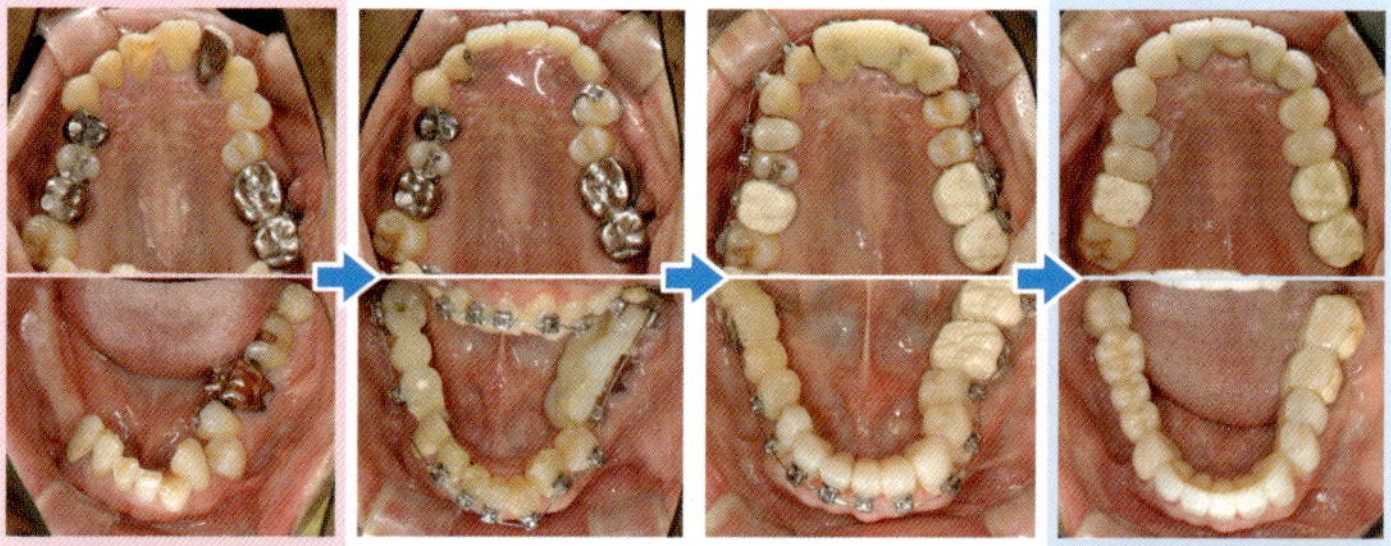

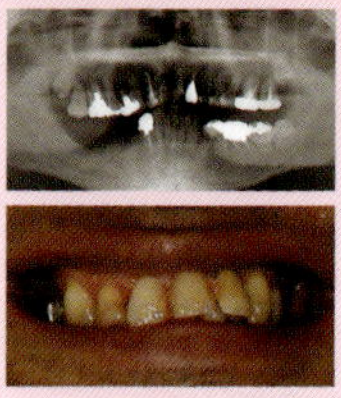

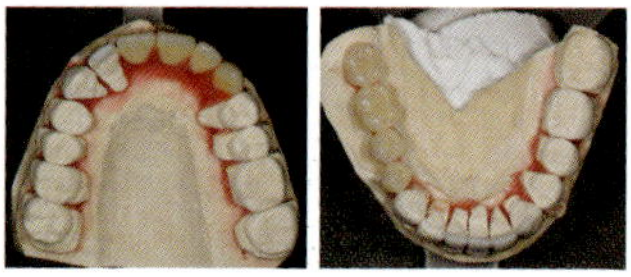

治療終了時予想　10〜12か月後予定

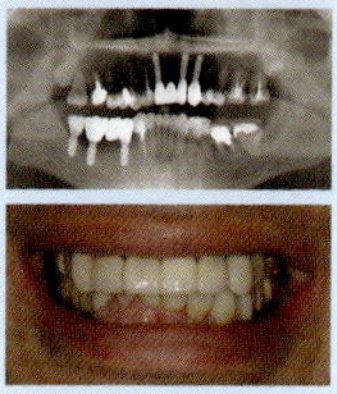

※1 プロビ：仮歯

当クリニックの特徴

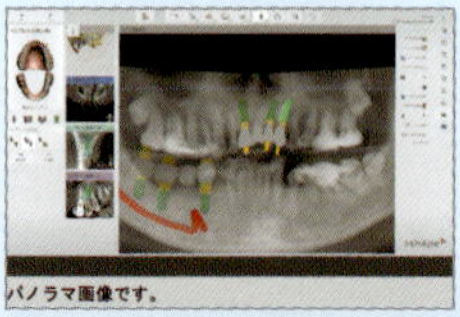

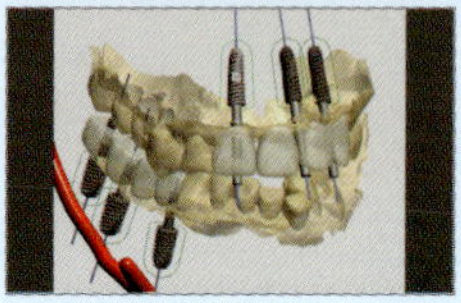

デジタル・オペ計画

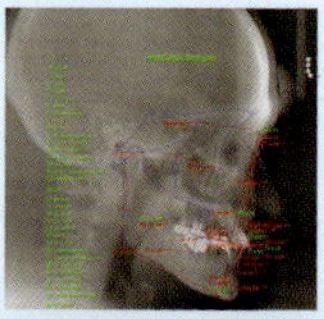

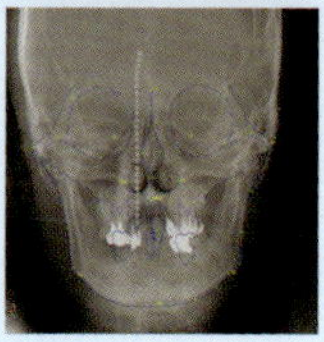

AIによるX線セファロ分析

デジタル+アナログ

デジタル技術
インプラント治療、
CAD・CAM補綴、
AIによるX線セファロ分析

＋

アナログ技術
仕上げ予想模型、
ワイヤー矯正

提案 5 インプラントと究極の美白の審美治療

他の医院で「骨移植をしないとインプラントオペ不可」と診断された症例。当医院で再生治療を行い、骨移植せずに4本のインプラント治療を4か月で終了しました。2024年7月に東京で開催されたインプラント学会でこの症例が紹介されました。

初診時

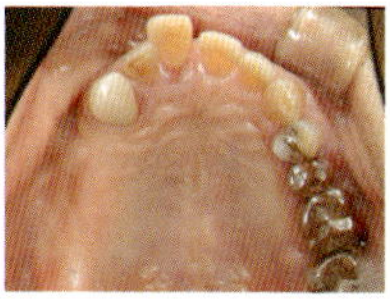

仮義歯セット+矯正時

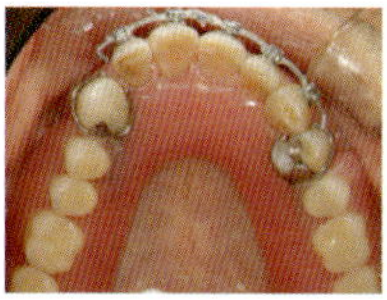

埋入時+左側抜歯再生治療時

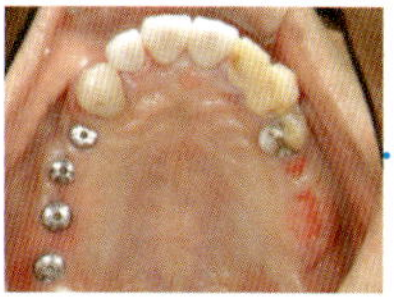

One Fitセット時+左側埋入時

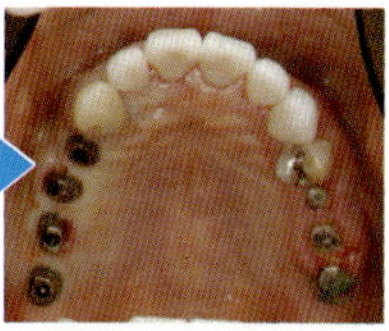

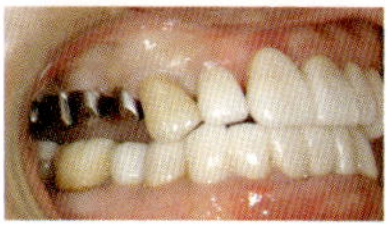

プロビセット時

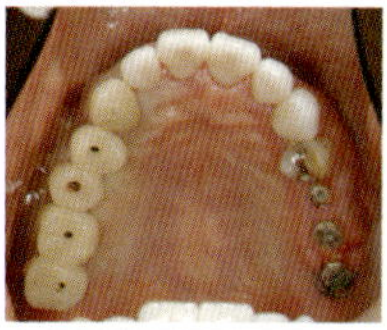

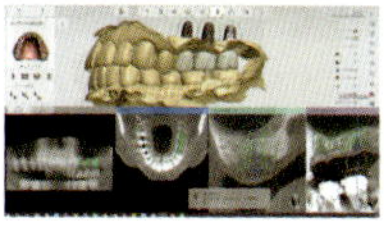

インプラント治療計画

ジルコニアセット時

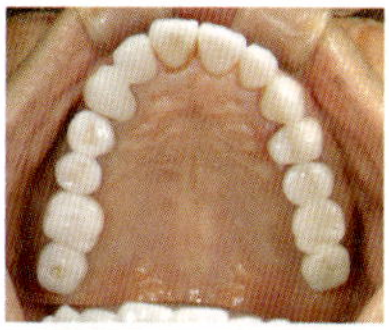

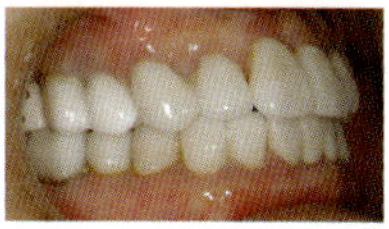

4か月で完治

当クリニックの特徴

最新デジタル技術+アナログ技術

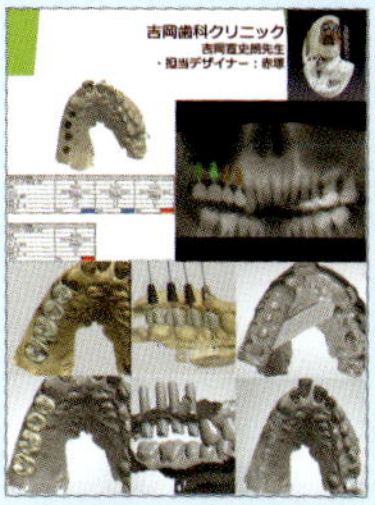

学会で紹介された症例ポスター

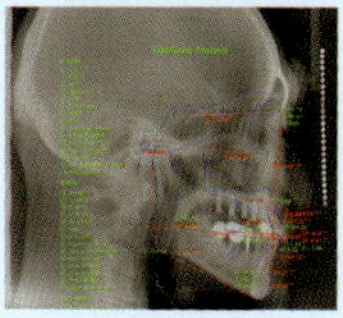

AIによるX線分析

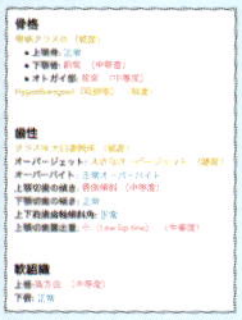

AIによる分析結果

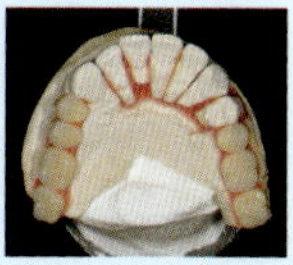

仕上げ予想した石膏模型+従来のワイヤー矯正

このケースは、デジタル技術と従来のアナログ技術のコラボで治療。新旧の歯科技術を上手く組み合わせることによって短期間に治療目標を達成した。

提案 6 外傷で歯を折ってしまったら すぐに歯科を受診して神経を救う

このケースは、CAD・CAMの歯科技術によって、短期間に治療目標（傷ついた神経を保護し折れた歯質を回復する）を達成しました。

治療前（外傷直後）

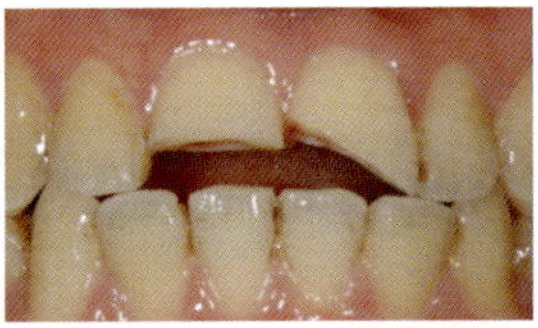

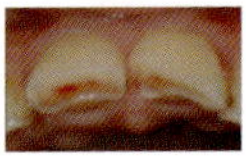

外傷で神経が完全に露出。赤い部分が神経。

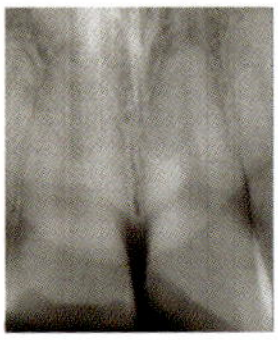

治療後（e.maxをセット）

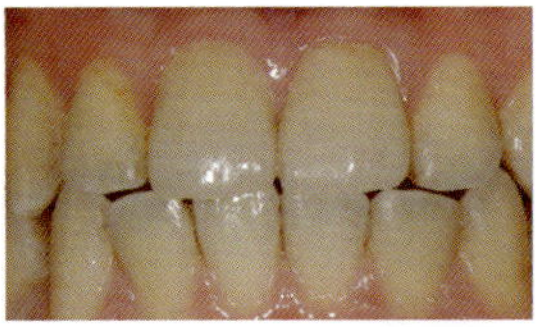

神経をデンチンシーリングして保存療法を行う。

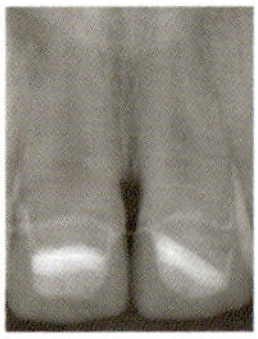

提案 7 口腔外科医とのコラボ

口腔外科医とインプラントドクターとの、究極のコラボ。

初診
上顎前歯部骨欠損
2020.09

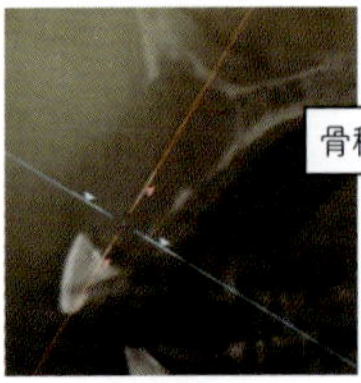

骨移植オペ

下顎骨より骨移植オペ
2022.01

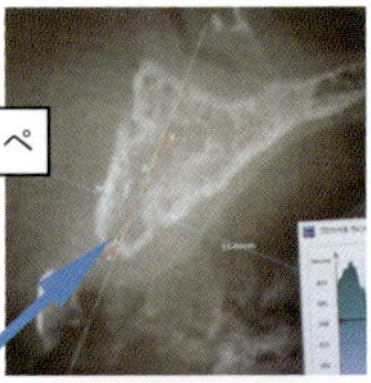

全身麻酔下で骨移植
2022.01

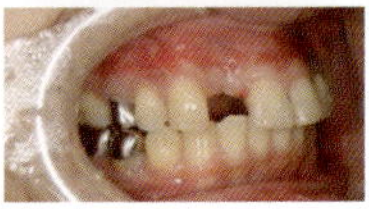

インプラントオペ
2022.11

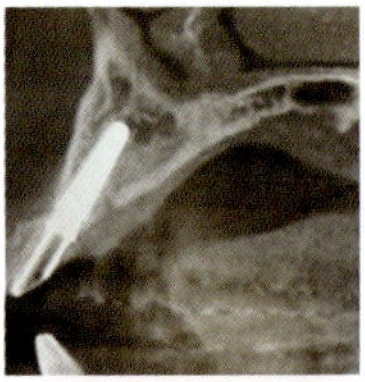

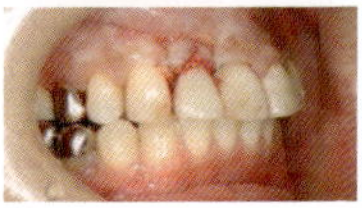

ISQ: B:82 L:79
ISQ：骨植結合数値が大きいほど良い

2022.11 **抜糸**

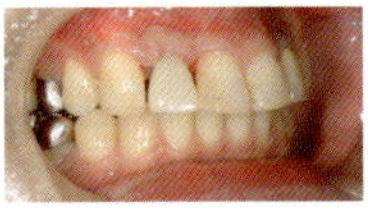

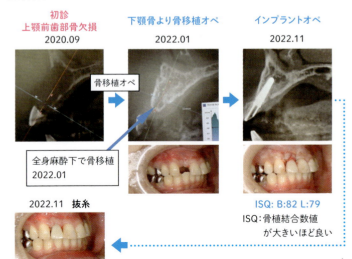

CAD・CAMの治療の流れ

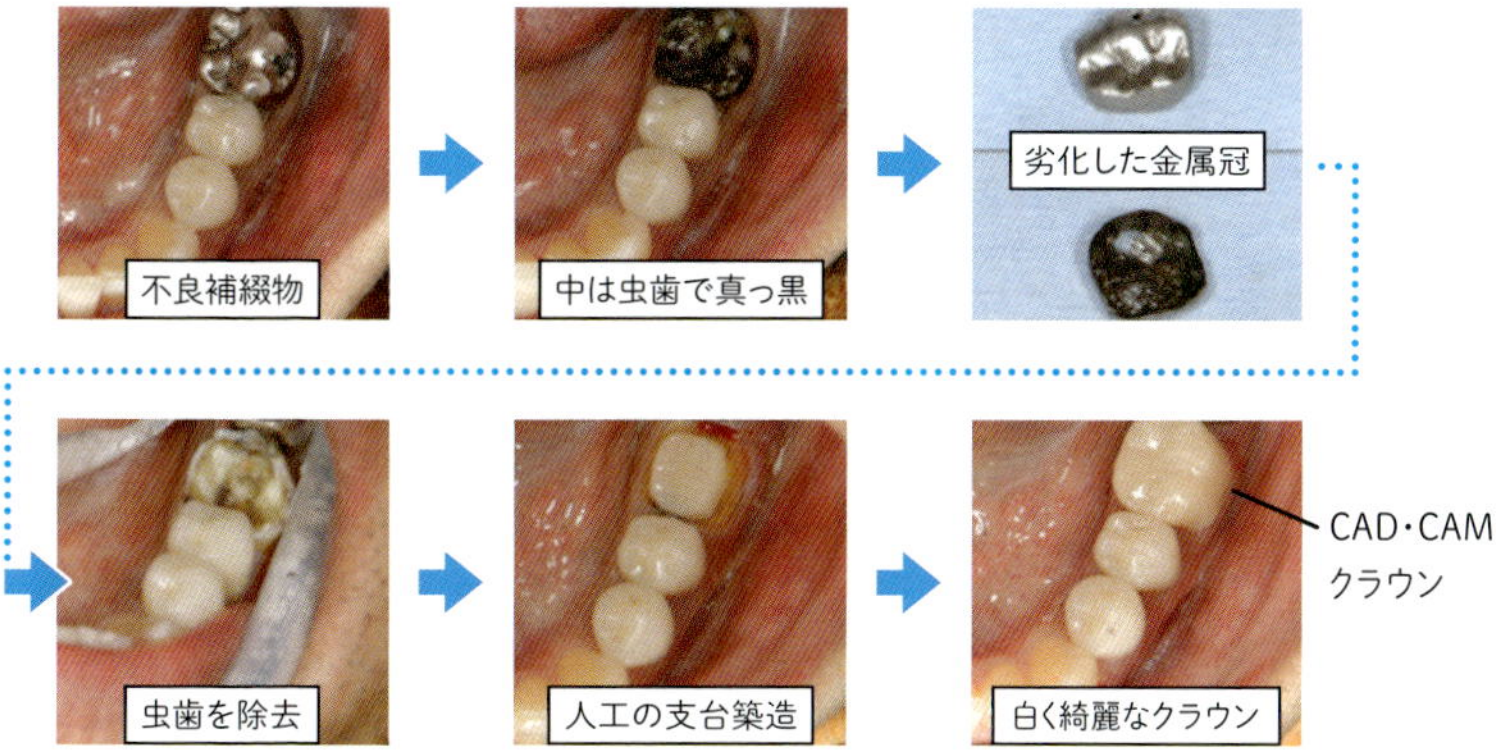

保険治療実例

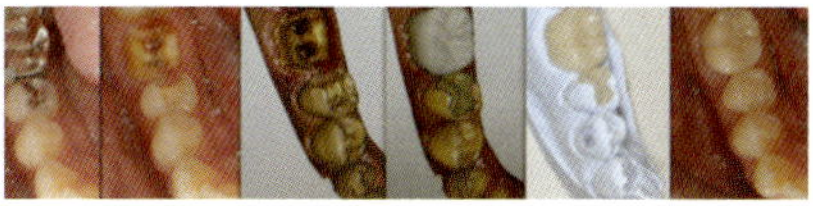

真っ黒に劣化した金属冠を外すと、硬かったはずの象牙質がボロボロに……。象牙質だけを保護し、保険で白いハイブリッド冠を入れると、患者さんはハッピーに。

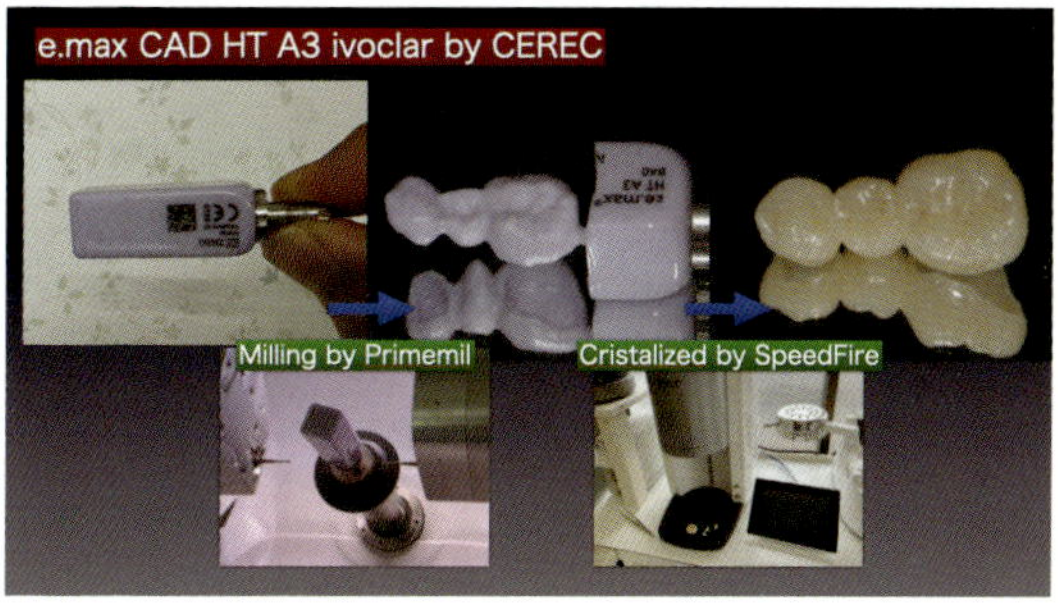

修復用の歯を削り出すミリングマシンでは、3本ブリッジまで製作ができます。修復歯の元になる素材を切削した後にクリスタライズ(結晶化)します。ガラスセラミックの審美的な補綴もチェアサイドでできる画期的なマシンです。

提案8 メタルフリーのススメ

金属アレルギーで苦しんだ人は、口腔内には二度と金属を入れたくないでしょう。
メタルフリーにより、これまでと違う人生をエンジョイできるようになります。

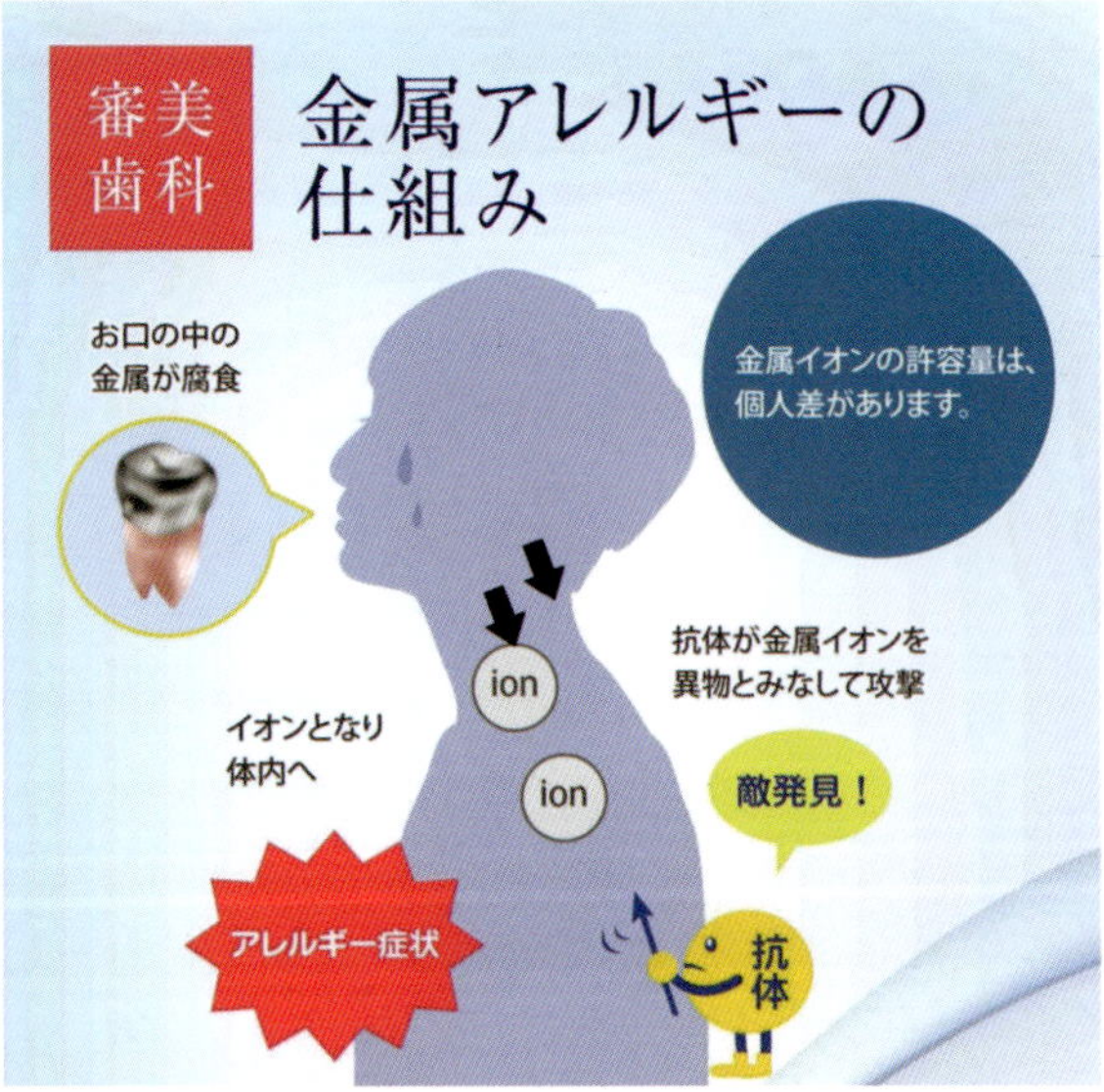

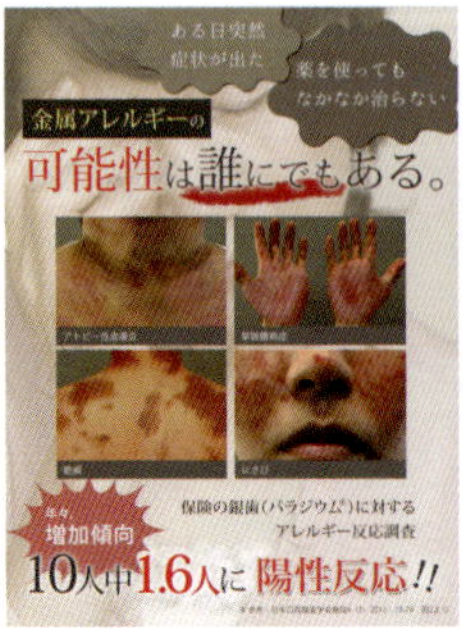

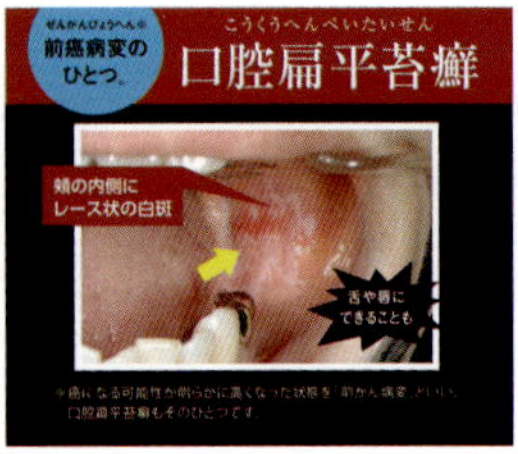

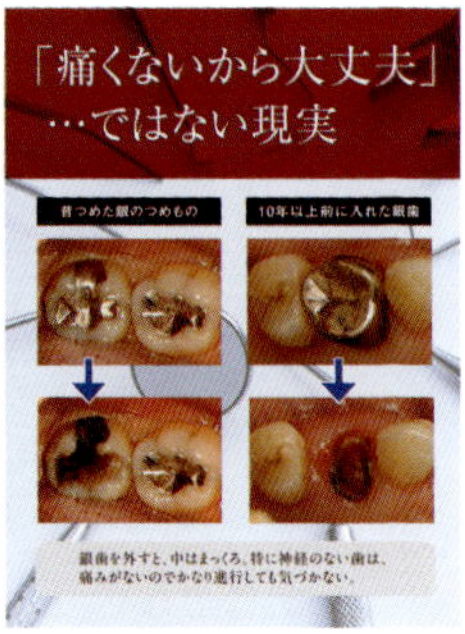

画像提供：e-ha series（イーハシリーズ）

先生、保険で白い歯に替えられるって本当ですか？

CAD/CAM システムが変えた歯科治療

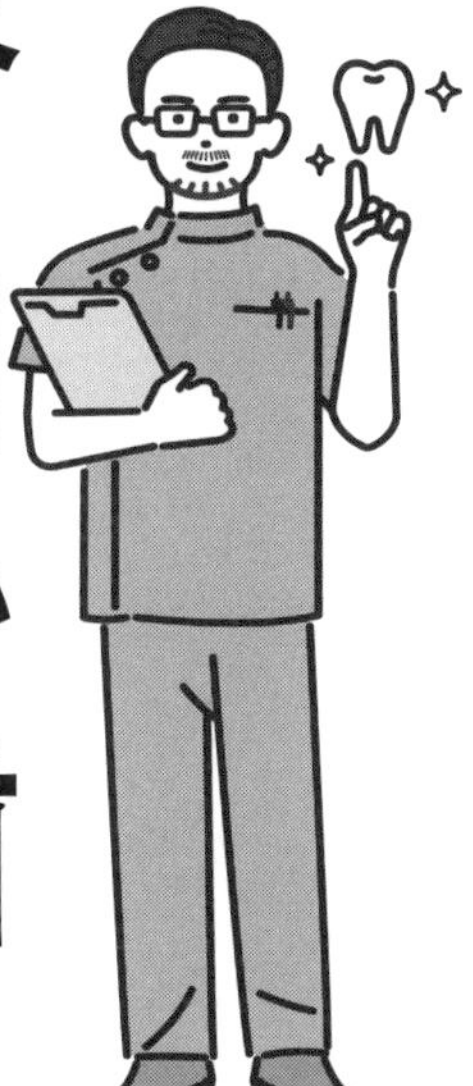

吉岡歯科クリニック　歯学博士
吉岡宣史朗

日本臨床歯科 CADCAM 学会会長
北道敏行［監修］

青春出版社

まえがき

国民皆歯科健診が、閣議決定した骨太の方針「経済財政運営と改革の基本方針２０２２」に盛り込まれ、政府が具体的な検討をはじめています。大学生や社会人にも歯科健診を義務化しようと、法改正に向けての準備を政府が開始したということです。

この背景にあるのは、最新の研究により、虫歯や歯周病が悪化した結果として、脳梗塞・動脈硬化・心筋梗塞などを引き起こすリスクがあると明らかになってきたことです。また妊婦さんが歯周病に罹患すると、その悪玉菌により早産や流産の原因になることもあると学会等で報告されています。日本政府は、口の中を健康にすることによって、これらの病気を予防し、医療費を抑制しようというわけです。

ちなみに日本では1歳半～3歳までは歯科健診が義務付けられています。また、小学生～高校生までは学校側に義務付けられています。

本書の最大の目的は、銀歯の材料である合金が引き起こす身体への影響を考察し、現代の医療の基準点でもある予防を推奨することにあります。そして、まだあまり世の中に知られていない、最新の歯科治療法を紹介することです。

最新の治療で使用する材料は、金属から非金属の材料へと移行しています。その非金属の材料は、白い色をしているため、審美的にもとても美しいものです。つまり、最新の歯科治療を受ければ、前歯だけでなく奥歯であっても、条件さえそろえば白い歯にすることができる時代になっているのです。


このように変化した理由のひとつに、２０２２年、ハイブリッドレジンと呼ぶプラスティックの詰め物で修復する治療に保険が適用されたことがあげられます。

これまでは保険適用されていなかったので、「白色の歯にするには高額な治療費がかかる」という印象を持っていらっしゃる方も少なくありません。そのため費用を理由に、従来の銀歯での治療を選択していた方もいらしたことでしょう。

しかし、虫歯を治療するために、銀歯を選択する時代は終焉を迎えつつあります。

私は大阪でデンタルクリニックを開業しています。私のクリニックでは、２０２２年に治療のデジタル化・システム化を導入しました。

画期的なツールと最先端技術により、これまでと比較にならないほど、より精密に、よりスピーディに、補綴《ほてつ》装置と呼ぶ、歯の詰め物・被《かぶ》せ物を完成させることができるようになりました。

これからこの治療法が普及し、日本の歯科治療のスタンダードになっていくでしょう。この流れはすでに起こりはじめています。

その兆候は、歯科医師国家試験問題に表れています。すでに3年ほど前から、金属による補綴・材料学に関する問題が出題されなくなっています。そして入れ替わるように、CAD・CAM（キャドキャム）と呼ぶデジタル技術の出題が増えています。

これまで多くの患者さんの治療にあたってきて目の当たりにしたのは、ほとんどの日本人の口の中に銀歯が存在しているという事実です。特に30代～50代以上の患者さんの奥歯に関しては、銀の詰め物（インレー）や被せ物（クラウン）を見ないことが珍しいほどです。実際に、8割以上の方に銀歯があります。

口の中にある金属。これが腐食して金属イオンが体内に蓄積されて、アレルギー反応を引き起こす症例も確認されています。金属アレルギーだけではありません。さまざまな症状を引き起こしている金属を口の中から取り除けば、健康被害を解消させられると私は考えています。

従来の金属による歯の詰め物・被せ物が当たり前だった日本の歯科治療が、この数年のあいだに大きく変わる転換点にさしかかっています。それは、日本の歯科のパラダイムシフトと呼べるものです。

時代の変わり目を迎えた、まさしく今、どのような方法での治療が可能なのか。また、どんな医療機器を使って治療するのかを、詳しく解説していきたいと思います。

一気に加速するデジタル化の波が歯科界にも押し寄せています。治療の中身がどう変化していくのか。それについても触れます。

現在の歯科医療はどうなっているのかを1人でも多くの方にお伝えできるなら幸甚です。本書を読み終える頃には「歯の治療とはこういうもの」ととらえていた、あなたの常識は覆るかもしれません。さっそくページを開いて、第1章から読み進めてください。新しい歯科医療の世界を読者のみなさまにお見せしたいと思います。

目次

提案1　思い切って歯の色調を変えて若返る……1
提案2　小学生低学年よりマウスピース矯正……2
提案3　銀歯との決別……3
提案4　インプラントと矯正のコラボ……4
提案5　インプラントと究極の美白の審美治療……5
提案6　外傷で歯を折ってしまったらすぐに歯科を受診して神経を救う……6
提案7　口腔外科医とのコラボ……6
CAD・CAMの治療の流れ……7
提案8　メタルフリーのススメ……8
まえがき……11

第1章

保険治療で白い歯に

これから金属の歯は消えていく……23

ついに奥歯も白色に！ 〝PEEK冠〟に保険適用 ～2023年12月……24

注目の新素材〝PEEK〟の特長……26

PEEKの色は不評？……29

長年待ち望んだ夢のような素材……30

CAD・CAM冠の保険適用範囲を拡大 ～2024年6月……31

修復歯の元はCAD・CAMブロック……32

プラーク（歯垢）のつきやすさを材質で比較……34

比較的硬くて丈夫なハイブリッドレジン……36

CAD・CAM冠は割れやすい・外れやすいって本当？……37

銀歯の下は真っ黒な虫歯になっている現実……39

原因不明のアレルギー症状……40
メタルフリー治療の症例紹介……43
コラム 金属の危険性を研究した米国の大学留学の思い出……45
コラム 40年前に研究していた金属の危険性……47

第2章

審美歯科はここまで進んでいる トータルデンタルソリューション

……49
ケース1 歯の大怪我でも神経が守れた！ ～外傷による緊急治療……51
ケース2 16本の銀歯をすべて白い歯に ～長年のコンプレックスを解消……54
ケース3 骨移植後、自分の血液から成長因子を採取し骨を再生 ～骨移植＋再生治療＋インプラント……62
コラム 骨移植回避で時短治療の症例をインプラント学会で発表……64

ケース4 デジタルとアナログのハイブリッド診断
〜ワイヤー矯正・インプラント・CAD・CAM …… 65
ケース5 著しく向上した日本人の美意識 …… 68
オーダーメイドの審美歯科 〜前歯の審美基準ポイント10 …… 71
ワンビジット、ツービジットでここまでできる! 実例紹介 …… 75
コラム スイス研修記1 フォトスタジオ併設の審美歯科クリニック
SNSや動画サイトで最新情報を発信 …… 78

第3章

従来の治療を変えたCAD・CAMシステム …… 83

速くて精密なCAD・CAM治療 …… 84
セレックシステムと治療の流れ1 …… 85
セレックシステムと治療の流れ2 …… 88

最高峰のシステム「セレック」誕生とCAD・CAM開発のはじまり……95
最先端生体材料・バイオミメティクス ～最新技術1……98
IDS・デンチンシーリング ～最新技術2……100
強力さを増した接着材 ～最新技術3……105
吉岡歯科クリニックに導入するまで……107
コラム スイス研修記2 インプラント研究における世界的権威 チューリッヒ大学での研修……111

第4章 めざましい進化を遂げる最先端の歯科テクノロジー……113

押し寄せるDX化の波……114
手軽にできる最新のマウスピース型矯正……116
コラム 子どもがイヤがらない目立たない矯正治療……117

セファロ画像をＡＩが分析・診断する〝ＷＥＢＣＥＰＨ〟……118
ＡＩによるシミュレーション〝スマイルアーキテクト〟……122
オンライン診断法〝バーチャルケア〟……124
ディープラーニングによる診断サポート……127
歯列をプリントする３Ｄプリンター……128
血液から成長因子を採取し骨を再生……131
ハイスピード＆ハイレベルな韓国の外科治療……132
コラム　最新技術を学ぶメーカー研修……136
コラム　スイス研修記３　デジタル技術を駆使　インプラントオペを見学……138

第5章　歯科治療はこう変わった

歯科医・歯科技工士を目指す学生さんへ……141
トラステッド・コネクション……142

口腔内の撮影を成功させるアイテム1　ウエッジ……144
口腔内の撮影を成功させるアイテム2　エキスパジル……146
詰め物形成の新原則……148
CAD・CAMインレーの形成ポイント……153
歯の表面をトリートメントする〝シーリング〟……155
マイルドなエッチングとスメアー層……157
IDS（Immediate Dentin Sealing）……159
長期脱落防止のための光照射……161
補綴成功の5要素……163
セラスマートのラインナップ……164
接着の失敗の原因……166
コラム　楽しく歯磨きをするために世界の歯磨き粉を試してみよう……168

あとがき……170
日頃お世話になっている方々—Special thanks—……176
著者のクリニックの紹介……181
協力医療機関……182

取材……小林佑実
構成・取材……向千鶴子
本文デザイン・DTP……岡崎理恵

第1章

保険治療で白い歯に

これから金属の歯は消えていく

ついに奥歯も白色に！ "PEEK冠"に保険適用 ～2023年12月

２０２３年12月より従来のＣＡＤ・ＣＡＭ冠用材料に加えて、ＰＥＥＫ《ピーク》冠の奥歯への使用が新たに保険適用されました。

ＣＡＤ・ＣＡＭ冠は、プラスチックとセラミックを混ぜたハイブリッドレジンと呼ばれる素材を、ＣＡＤで設計した形状どおりに形をつくる、白色の詰め物・被せ物のことです。

従来、ＣＡＤ・ＣＡＭ冠を奥歯に使用して保険が適用されたのは、①金属アレルギーのある人。②第二大臼歯（7番の歯）が上下左右4本とも残っている場合に限り第一大臼歯（6番の歯）に可能。この①か②のどちらかでした。

それがこの度、新しい素材を使用すれば、奥歯すべてに条件なしで保険適用が認められました。それが「ＰＥＥＫ」という新素材でつくられた「ＰＥＥＫ冠」です。ＰＥＥＫ冠は強くしなやかで、6・7・8番の歯に使用できます。

しかし、患者さんの歯の状態は人それぞれ、まさに千差万別です。ご自身の奥歯を

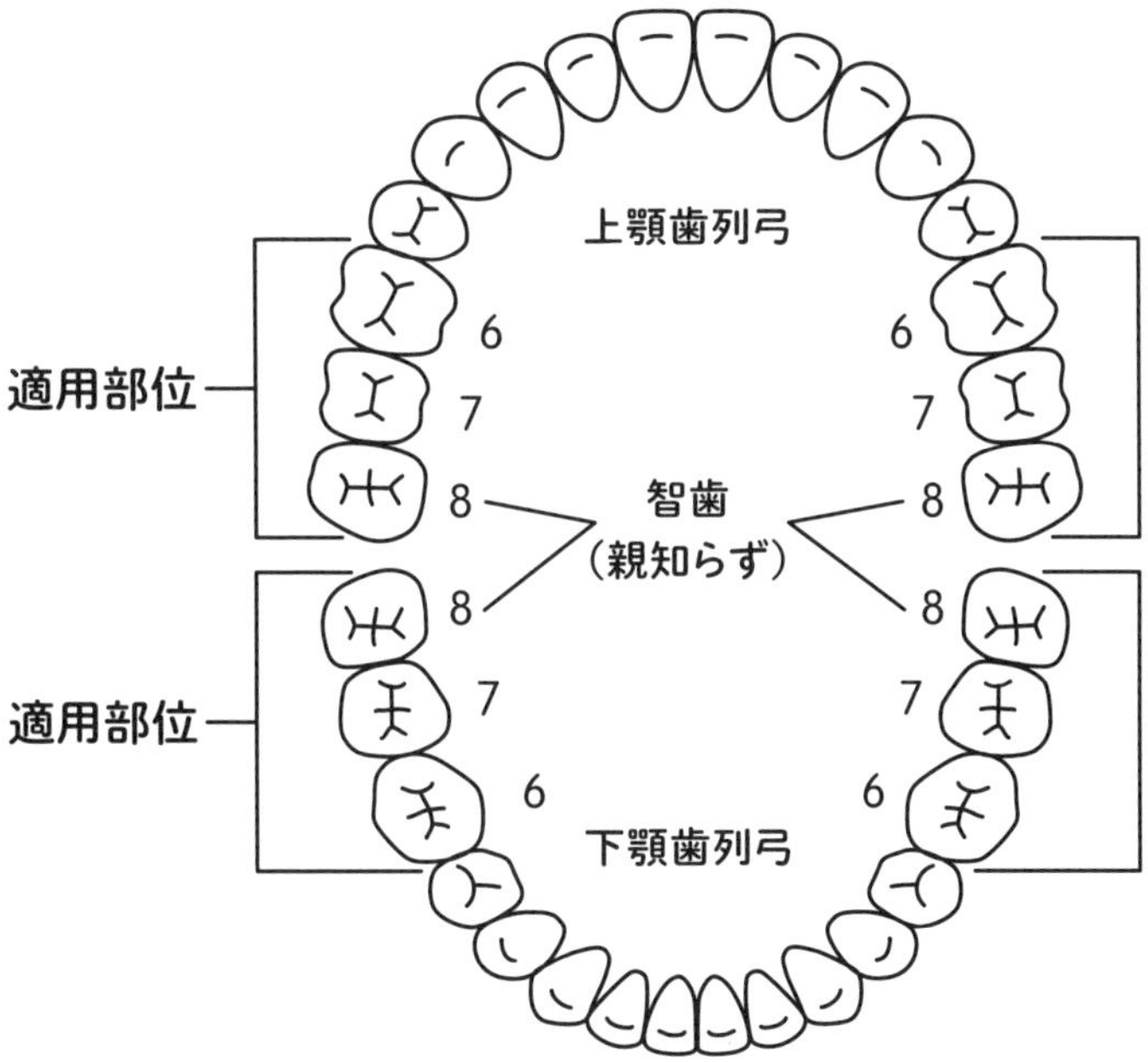

2023年12月1日より保険適用された、
PEEK樹脂（PEEK冠）による補綴（修復歯）適用部位

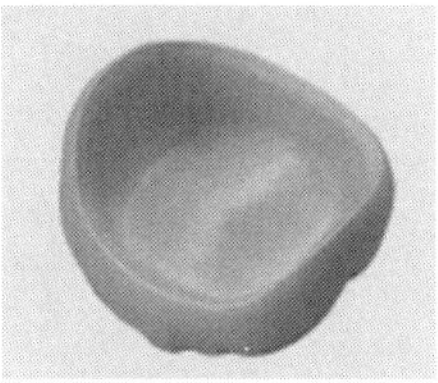

大臼歯のクラウン（被せ物）
=PEEK冠
松風のWEBサイトより

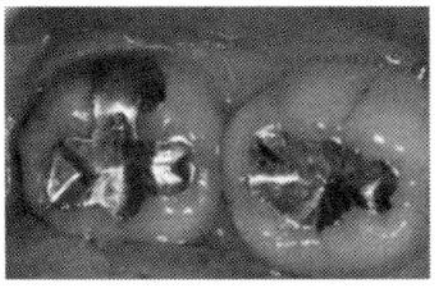

詰め物-インレー

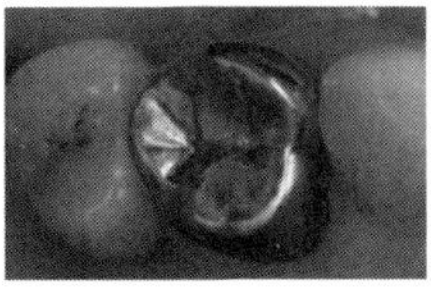

被せ物-クラウン-“冠”

画像提供：e-ha series（イーハシリーズ）

ＰＥＥＫ冠で治療した際に保険が適用されるかは、診察する歯科医師の判断によります。ご自身の奥歯を白色にしたいと思われる方は、お近くの歯科医師に一度ご相談ください。

注目の新素材〝ＰＥＥＫ〟の特長

２０２３年12月より保険適用になったＰＥＥＫ冠。ＰＥＥＫとはいったいどのような素材なのか、まずその特長や性質を紹介します。

ＰＥＥＫとは、Poly Ether Ether Ketone（ポリエーテルエーテルケトン）の頭文字をとった略語で、プラスティック（樹脂）の一種です。多くの種類があるなかでも、耐熱性、耐摩耗性に優れたトップクラスの機能を持つ高機能樹脂です。

身近なところでは、車のエンジンを稼働させるための動力を伝えるミッション部に使用されています。また、ロケットの部品としても使用されています。地球の大気圏から宇宙空間へと出る際には、想像を超える圧力がかかります。その機体に使用されていることからも、どれほど強い素材かがおわかりいただけると思います。金属の代わりに使用されるほどの強さと、たわみやすいしなやかさを兼ね備えたプラスティック。それがPEEKなのです。

PEEK材の代表的な性質を紹介します。

特長1　壊れにくさ

外から力が加わった際に壊れにくい性質を持ち、歯が割れたり・折れたり・ひび割れたりしにくい特長があります。噛んだときに大きな圧が加わる大臼歯に使用することで、歯が割れるリスクの軽減が期待されています。

特長2　生体親和性

医療機器の原材料を選定する際の重要な要件である生体親和性。PEEK材は、USP〈88〉クラスVI（米国薬局方クラスVI：生体適合性規格）に準拠しています。ISO10993規格（医療機器の生物学的評価）に従い安全性試験を実施済みの素材です。

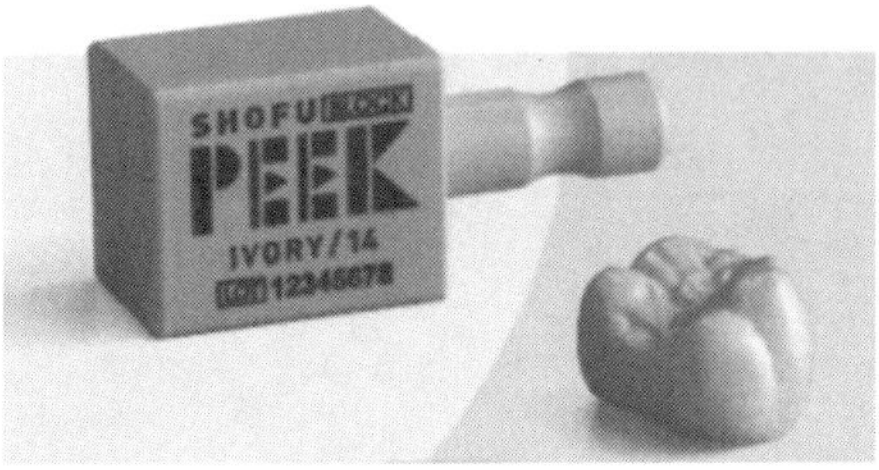

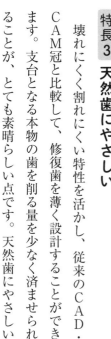

松風のWEBサイトより

特長3　天然歯にやさしい

壊れにくく割れにくい特性を活かし、従来のCAD・CAM冠と比較して、修復歯を薄く設計することができます。支台となる本物の歯を削る量を少なく済ませられることが、とても素晴らしい点です。天然歯にやさしい材質といえます。

このようにPEEK材はとても画期的な素晴らしい素材です。軽くて丈夫、そのうえ複雑な環境や条件にも安定した性能を維持する特性があります。

特に、生体親和材料である、という点が優れています。人工関節をはじめ、医療分野でもさまざまな用途に使用されています。つまり、体の中に入れても安全な素材です。

PEEKの色は不評？

審美的な視点では、材質がクリーム色をしていますので、どうしても天然の歯とは色味が違って見えます。しかし、それは「金属のメタリックな色に比べると、はるかにマシだ」と患者さんたちからの評判も上々です。１６８症例（２０２４年9月12日時点）を治療していますが、そのうちのお一人だけが、自費診療の他の素材に変更を希望されました。

ほとんどの患者さんは、「前に入っていた銀歯よりもいい」とおっしゃいます。

歯科治療においては、まず機能的に回復することが最優先です。その後、もし審美的に天然歯の見た目に近づけることを希望される場合には、多少は費用はかかりますが、セラミックやジルコニア等に交換することは可能です。

現在のＰＥＥＫ材の色は、まだクリーム色ではありますが、すぐに研究が進むでしょう。より天然の歯に近い色のＰＥＥＫ材が作り出されるのは、そう先の話ではないはずです。

人目につきやすい、目立つところには、保険のきくＣＡＤ・ＣＡＭインレーやクラウンを使用することができます。目立ちにくい奥歯に近いところには、より強度のある丈夫なこのＰＥＥＫ材を歯科材料として使うことこそ、理想的な治療の姿であると私は信じています。

長年待ち望んだ夢のような素材

ＰＥＥＫ冠の特長をあらためて挙げると、次のようになります。

吸水性が極めて低い・耐熱性が高い・安定性が高い・壊れにくい・材質疲労しにくい・ひび割れ耐性が高い・噛み心地がよい・薬品耐性が高い・軽くて丈夫・優れた放射線耐性・生体親和性が高い・再生が可能・溶出性が低い・生産プロセスが効率的など。

私は40年以上、歯科医をしていますが、このように生体にやさしい精密な人工的な被せ物が登場する日を、長く待ち望んでいました。そして、今ようやく、多くの歯科医療関係者とメーカーの開発者の熱意によって、ＰＥＥＫ冠が誕生したのです。

このＰＥＥＫ材の登場は、患者さんにとってはもちろんのこと、治療にあたる歯科医にとっても幸せなことです。ノンメタル、つまり金属を使用しない補綴治療が可能になったからです。

これから、従来の金属を使用した治療は減っていくことでしょう。この新素材に切り替わっていくことで、金属アレルギーに悩まされる人は確実に減ると思います。

そして、この画期的な材料が厚労省から認可がおり、2023年12月に保険適用されたことで、患者さんの経済的負担を減らせることこそ、何より喜ばしいことです。

CAD・CAM冠の保険適用範囲を拡大
～2024年6月

2024年6月には、保険で治療できるCAD・CAM冠の適用範囲が拡大されました。

これより半年前に、PEEK冠であれば奥歯すべてが保険で治療可能になっていました。

それに続き今度は、PEEK冠以外のCAD・CAM冠を使用した治療も、条件を満たせば保険適用されることになりました。従来は、上下左右の第二大臼歯（7番の歯）が残っている場合のみ、第一大臼歯（6番の歯）にCAD・CAM冠を使用できました。

２０２４年６月、条件つきではありますが、第二大臼歯に使用しても保険が適用されるようになりました。この緩和によって、保険で白い歯にできる修復歯の選択肢が広がりました。

この適用の基準については、さまざまな要素が複雑にからみますので、一概に「こうであれば保険が適用される」と言い切れません。あなたの歯が保険適用で治療できるかどうかは、かかりつけ歯科医師に相談してください。

修復歯の元はCAD・CAMブロック

詰め物に使用する材質は、四角い形をしたブロックです。これを患者さんの歯の形にそって加工していきます。保険適用されている材質はハイブリッドレジンとＰＥＥＫブロック。保険適用外には、強化型ガラスセラミックス・ガラスセラミックス・ジルコニアがあります。

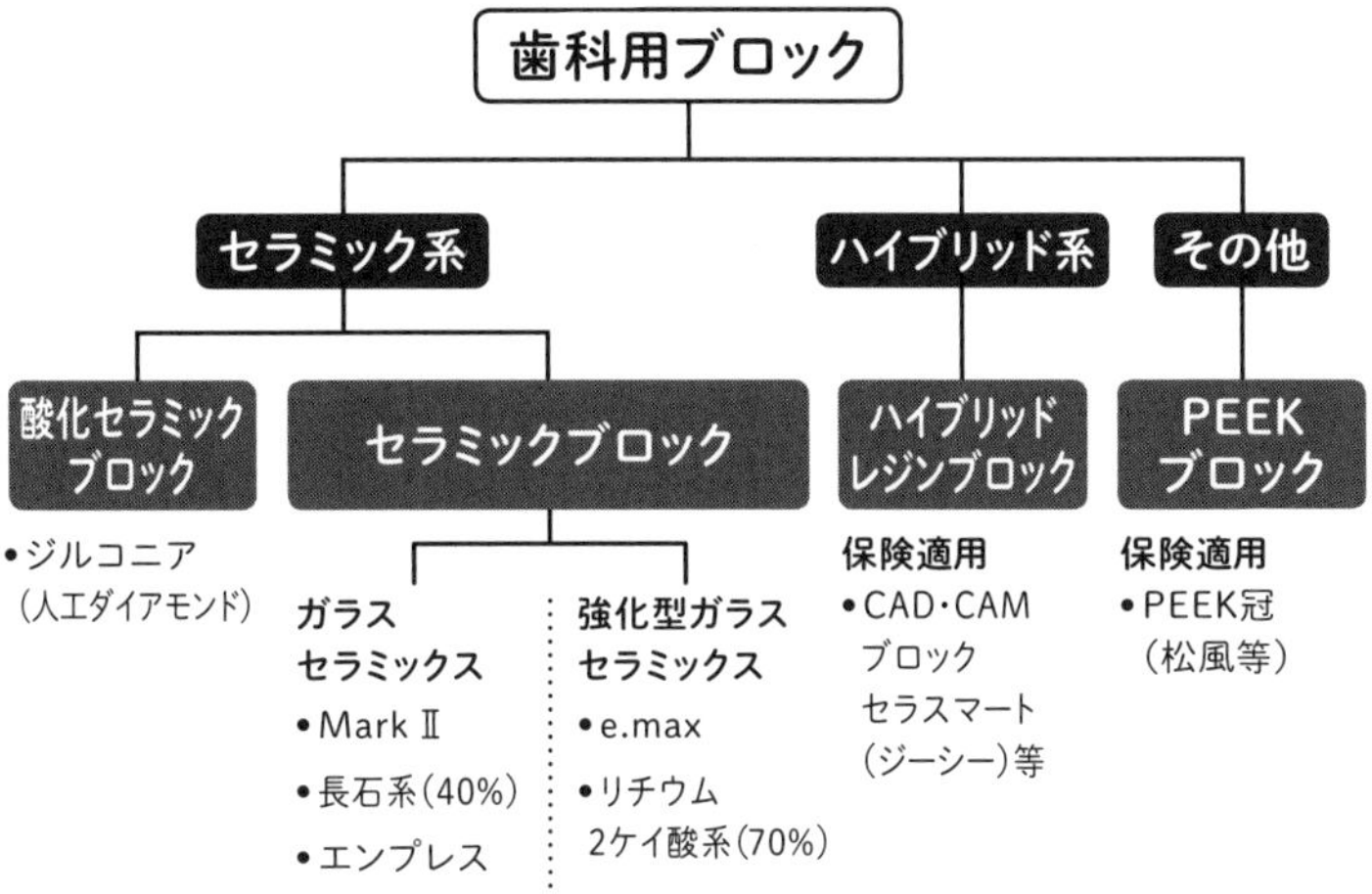

材料の性質から、強度と審美性は反比例しますので、必要な強度によって材料を使い分けることになります。

当医院での保険診療でのブロックは、ジーシー社のセラスマートを採用しています。

ジーシー社は、１００年以上の歴史を持つ歯科材料・機器の国内の大手メーカーです。

ここで、セラスマートの分類を簡単に述べて、後ほど術前術後の口腔内写真を閲覧していきたいと思っています。

まず種類としまして、前歯部には、セラスマート・レイヤーを使用します。

小臼歯には、セラスマート・プライムを使

用します。

大臼歯には、セラスマート300を使用します。

プラーク（歯垢）のつきやすさを材質で比較

ここで、プラーク（歯垢）のつきやすさを材質別に比較してみます。

金属イオンを放出する金属は電位差があり、プラークがつきやすい材質です。一方で、金属とちがって電位差のないCAD・CAM冠は、つきにくいといえます。

左の論文をご覧ください。メタルボンドとは、陶材焼き付け冠のことで、いわゆる従来からあるセラミックです。これもわずかですが、天然歯よりもプラークがつきにくい材質です。保険適用外であれば、セラミックやジルコニアはつきにくい材質です。

この論文の研究結果（天然歯110％、金属148％、レジン冠152％、メタルボンド90％、セラミック32％）から、プラークがつきやすい順に材質を並べると、金属∨ハイ

Comparative Study > J Prosthet Dent. 1986 Dec;56(6):666-71.
doi: 10.1016/0022-3913(86)90140-x.

Plaque retention on teeth restored with full-ceramic crowns: a comparative study

C Chan, H Weber

PMID: 3464748 DOI: 10.1016/0022-3913(86)90140-x

Abstract

Plaque accumulation was determined by using the plaque index of Silness and Löe on 150 crowns in 19 patients. The plaque indices for individual crowns in a quadrant were compared to the average plaque index of the quadrant in which the crowns were inserted (quadrant plaque index = 100%). This comparative study showed that Cerestore full-ceramic crowns have little soft debris retention (32%). Ceramometal crowns (90%), natural teeth (110%), cast gold restorations (148%), and acrylic resin veneer crowns (152%) have increasing plaque retention. The results indicate that ceramics are easily cleaned and exhibit low plaque retention. Increasing the area of ceramic surfaces on restorations decreases plaque retention.

PubMed Disclaimer

30年以上前の論文ですが、歯垢のつきやすさを示すデータがあります。歯垢のつきやすい順番に、金属冠、レジン冠、メタルボンド(陶材焼き付け冠)、セラミックとなっています。セラミックのクラウンが一番歯垢がつきにくく、虫歯や歯周病の予防に最適な補綴といえます。

ブリッド＞セラミック＞ジルコニアとなります。

金属の修復歯を外してハイブリッドやセラミックに変えることは、審美性が良くなるだけではなく、虫歯予防・歯周病予防にもつながります。

CAD・CAM冠は、金属の被せ物に比べてプラークがつきにくいとはいっても、天然歯と比較するとプラークはつきやすいのです。ですから、治療後はしっかりとデンタルケアを欠かさないことが必要になります。

比較的硬くて丈夫なハイブリッドレジン

修復歯の被せ物や詰め物には、材料強度という指標があります。当クリニックで採用している保険適用のハイブリッドレジンはセラスマートという製品で、ビッカース硬度90-100Hv前後の強度の素材を使っています。ちなみに、エナメル質は約270-366Hvという硬さです。頭蓋骨よりも硬く、人間の体のなかで最も強度の高い部位です。

噛む力も生活習慣も人それぞれですから、無条件で保険適用されるということではなく、主治医の判断により適用されないこともありますので、よく歯科医師と相談するようにしてください。例えば、噛み合わせ

補綴材料の強度

（Hv:ビッカース硬度）

CAD・CAM冠	55-100Hv	―保険適用
エナメル質	270-366Hv	―天然の歯
セラミック	400-485Hv	保険適用外 自費治療
ジルコニア	1300Hv	

が強く、歯ぎしりする方は、保険適用の部位であっても適用外となる場合もあります。
右の硬度表を参考にしてください。

ＣＡＤ・ＣＡＭ冠は割れやすい・外れやすいって本当？

インターネット上で発信されている情報を見ると、「ＣＡＤ・ＣＡＭ冠は外れやすい・割れやすい」といった、ネガティブキャンペーンが展開されていることがあります。しかし、これは事実ではありません。もし仮にＣＡＤ・ＣＡＭ冠に大きな問題があるようでしたら、厚生労働省は保険適用を認可したりしません。

ＣＡＤ・ＣＡＭ冠を含めてプラスチックというのは、完全に重合した材質です。そのことからも、天然歯と接着させることはたしかに難しいのです。それで、ＣＡＤ・ＣＡＭが登場したばかりの頃には、不安定な技術だととらえる歯科医師もいました。しかしその後、年数も経過し、材質も技術も日進月歩しています。

ＣＡＤ・ＣＡＭ冠を接着する際には、光で固める専用セメントを使用します。光重合型

	Light / dual A2	Light / dual B3
60s	79 / 69%	71 / 69%
120s (nw)	91 / 88%	89 / 88%
120s (ww)	89 / 90%	86 / 87%
210s	97 / 89%	97 / 87%

Source:
Härtung von Komposit unter CEREC Inlays
M.J. Besek, W.H. Mörmann und F. Lutz
Vortrag auf dem Symposium zum 10jährigen Bestehen der CEREC-Methode
in: Mörmann, W., CAD/CIM in Aesthetic Dentistry, ed. W.H:Mörmann, Quintessence, Chicago, 1996, pp. 347-360

60秒では79%の硬化率だが、210秒での硬化率は97%になる。

セメント、またはレジンセメントといいます。ＣＡＤ・ＣＡＭ冠の接着方法については、現在は、接着歯学会の指針ができています。この指針を守れば、簡単に外れたりはしません。

吉岡歯科クリニックでは、これまで約２０００症例ほどのＣＡＤ・ＣＡＭ治療をしています。私はもともと60秒ぐらいの光を照射して接着させていました。上の論文の図には、さらに時間を長くするほうが確実に接着する、というエビデンスがありました。それで、その後は照射時間を２１０秒まで延長しました（チューリッヒ大学の研究結果より）。

このように照射時間を長くしてから、ほとんど外れることはありません。しかも、２０００ミリワットという高出力の器械「ＶＡＬＯ™ Ｘ-歯科重合用光照射器」を２本使用しています。これは、現在、販売されている中で最も強い光の器械です。筆者の経験上、ＣＡＤ・ＣＡＭ冠は、指針さえ守っていれば、簡単に割れたり外れたりしない安定した修復歯です。

銀歯の下は真っ黒な虫歯になっている現実

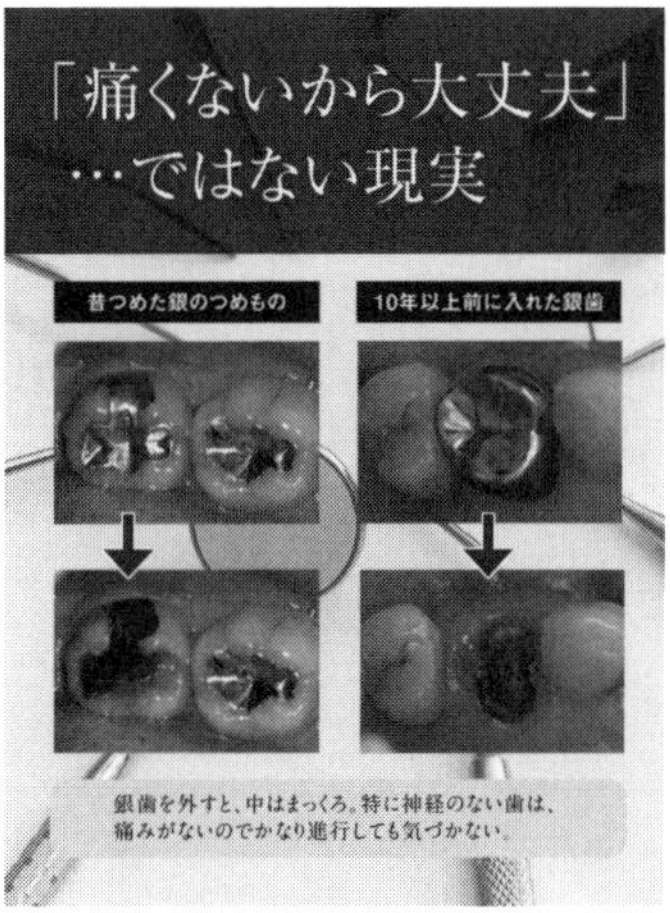
「痛くないから大丈夫」
…ではない現実
昔つめた銀のつめもの
10年以上前に入れた銀歯
銀歯を外すと、中はまっくろ。特に神経のない歯は、
痛みがないのでかなり進行しても気づかない。

古い金属の下は、外すと7～9割、虫歯になっている。

画像提供：e-ha series（イーハシリーズ）

これまで金属による詰め物、いわゆる銀歯を使用した治療は、一般的でした。しかし、現在は、金属を使用することなく、白い歯の被せ物（クラウン）・詰め物（インレー）ができるようになっています。

銀歯を白い歯に取り換える最大のメリットは、アレルギーの原因になる可能性のある起因物質を口腔から排除できることにあります。金属アレルギーによって引き起こされる皮膚炎や、各種の炎症を止めることができるはずです。

これまでの金属を使用した歯科治療の問題点は、写真で示すと一目瞭然でしょう（口絵7ページ参照）。長年入れていた銀歯を取り外してみると、中が真っ黒な虫歯になっているケースがほとんどです。

金属で詰め物をする保存修復治療は、長期間は維持できません。途中で虫歯を再発してしまうので、長年、銀歯を口腔内に持っている方は、一度、歯科健診を受けることを考えてもよいかもしれません。

原因不明のアレルギー症状

近年、金属アレルギーの健康問題がクローズアップされています。例を挙げると、手指の皮膚炎、粘膜の発赤・黒色斑などです。

保険診療で虫歯を治療するために使用される金属に、パラジウム合金があります。このパラジウム合金は、２０２２年にロシアがウクライナに侵攻して以来、価格高騰を続けています。ロシアは、パラジウムの生産量は82トンで世界第１位の国。世界全体の40％以上

症例写真

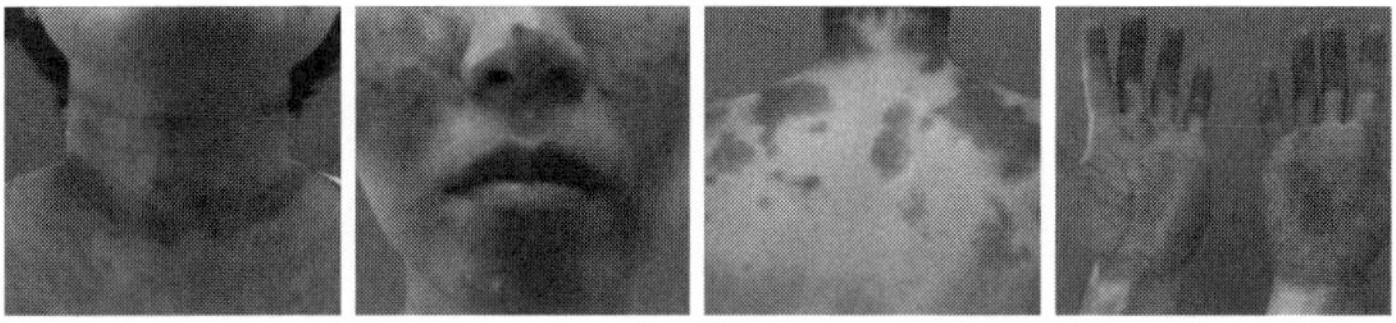

アトピー性皮膚炎　にきび　乾癬　湿疹

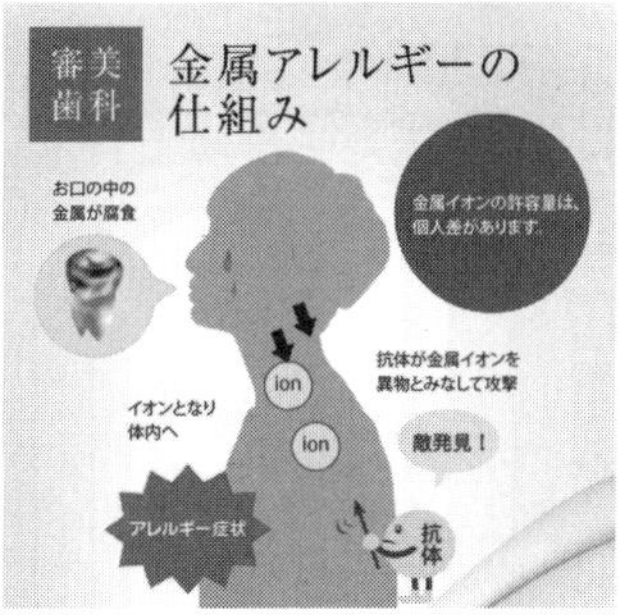

金属アレルギーは、このように起こると考えられている。

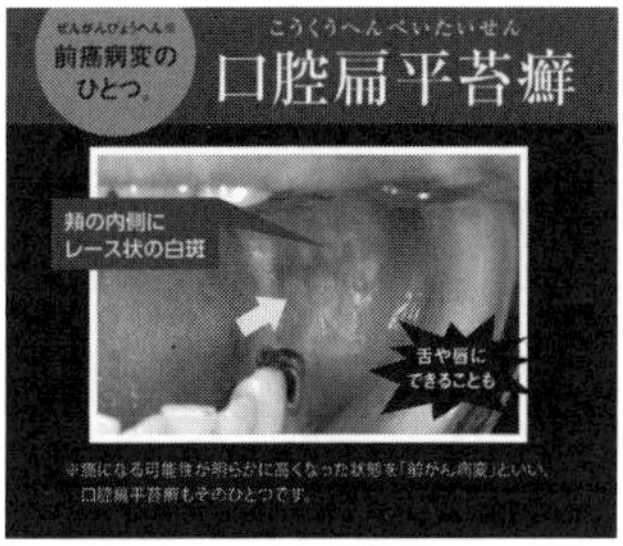

パラジウムが前癌病変の原因の可能性にも挙げられている。

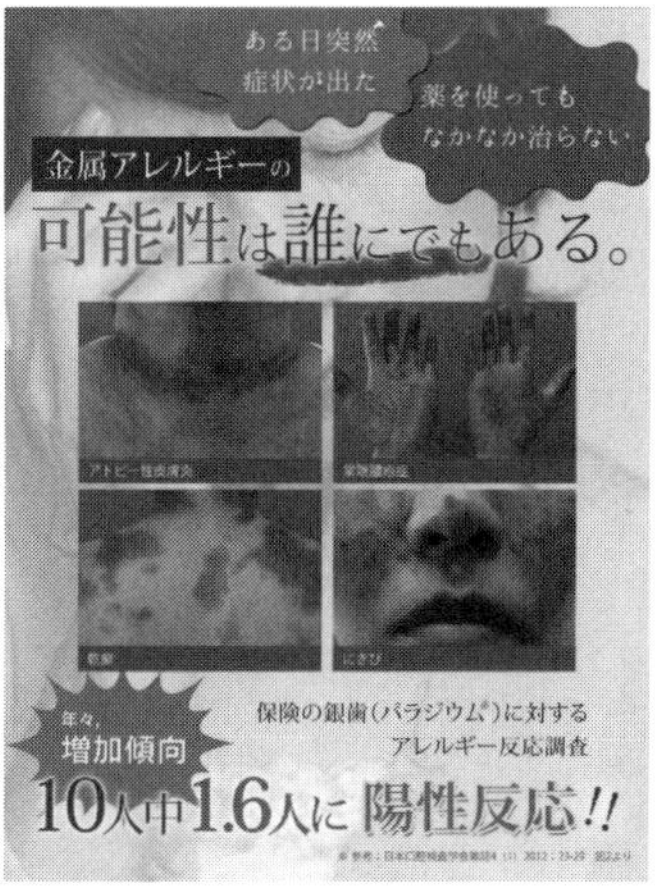

金属のアレルギーが16%の人に出ている。

画像提供：e-ha series（イーハシリーズ）

平均的な歯科治療の相場

	保険診療	自費診療	新保険診療（CAD・CAM）
軽～中度の虫歯（詰め物）	樹脂 金属製 1000円～4000円	セラミック 6万円～	ハイブリッド製 3700円～4200円
重度の虫歯（被せ物）	銀歯 4000円～7000円	セラミック 12万円～	ハイブリッド製・PEEK冠 7600円～8200円
総入れ歯	プラスチック製 1万円～2万円	チタン製 25万円～50万円	
インプラント	×	40万円～	
ホワイトニング	×	1万円～	

最新費用。患者負担割合は3割。

を生産しています。２０２４年7月18日現在、パラジウムの１グラム単価は５５９３円です。

これは私の推測ですが、原材料の金属が高騰したということは、保険診療の修復歯で金属を使用しない方向へ転換するほうが、厚労省の経済的な負担はおさえられます（上の図）。金属からハイブリッドへの転換には、このような背景もあったのではないかと考えています。

そのため、価格が高騰していることに加え、体への悪い影響もある金属を歯科材料として使用するよりも、副作用は少なく審美性の高いハイブリッドへ歯科材料を切り換えていくことは有益な国策だと考えられているのです。

歯科材料を製造する各メーカーも、新しい

素材や技術の開発研究に精を出しているというのが現状です。

患者さんにとっては、金属の材料から白い歯に替えることにより、審美的にも美しく、そして健康にもよいという、いいことずくめです。口の中から金属の歯をなくすことによって、アレルギー症状・皮膚炎・各種の炎症を止めることが期待できます。アレルギーの原因になるかもしれない起因物質を口の中から排除しましょう。

メタルフリー治療の症例紹介

メタルフリーとは金属を使わない治療・修復歯のことを指します。ここでいう金属とは、歯科用銀合金などです。保険診療で銀歯を外して白いCAD・CAMクラウン、CAD・CAMインレーの治療を受けた患者さんが何人もいらっしゃいます。吉岡歯科クリニックの実際のメタルフリーの治療例は、口絵7ページで紹介したとおりですが、ここではその治療の流れをより具体的に紹介します。あわせて、黒ずんだクラウンをCAD・CAMクラウンに取り換えた症例も紹介します（次ページの写真）。

CAD・CAMの治療の流れ

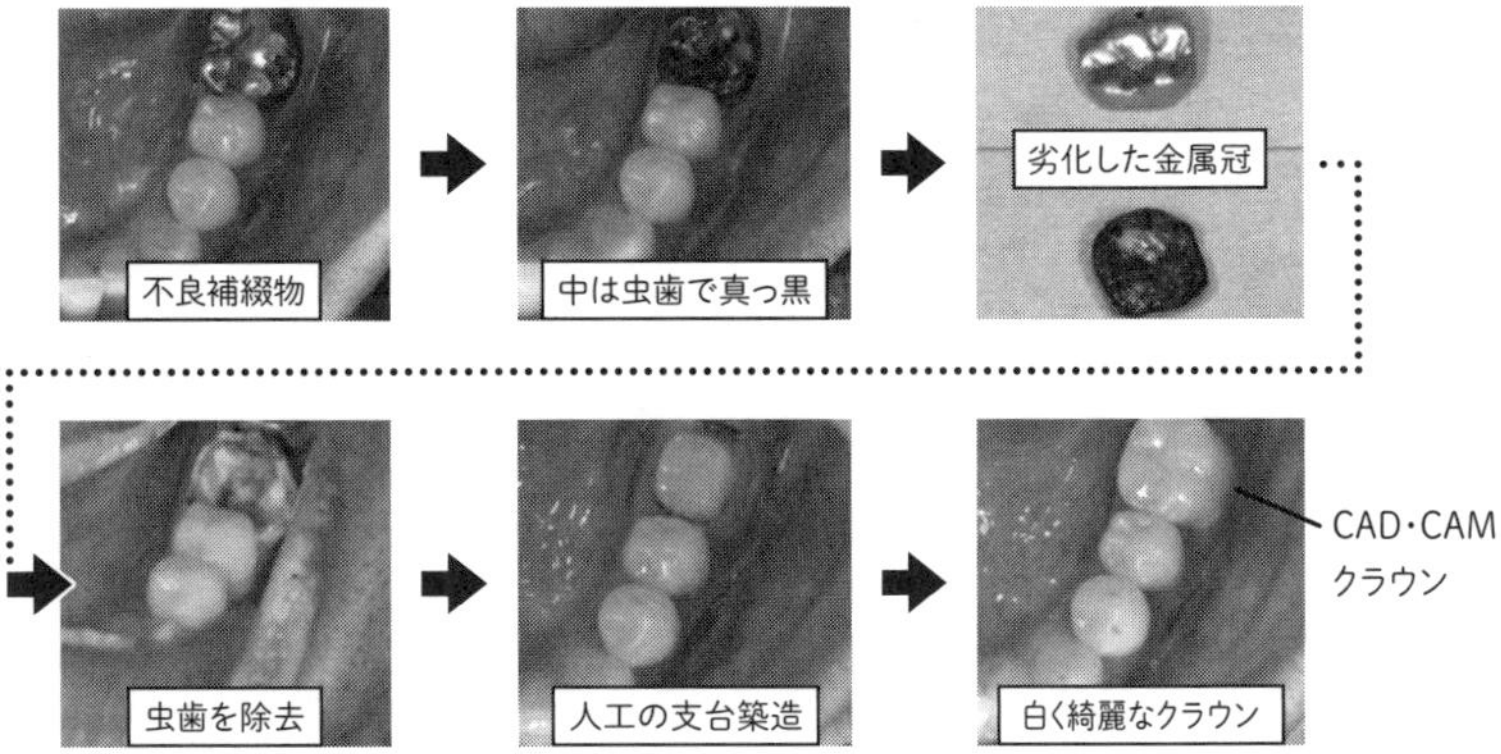

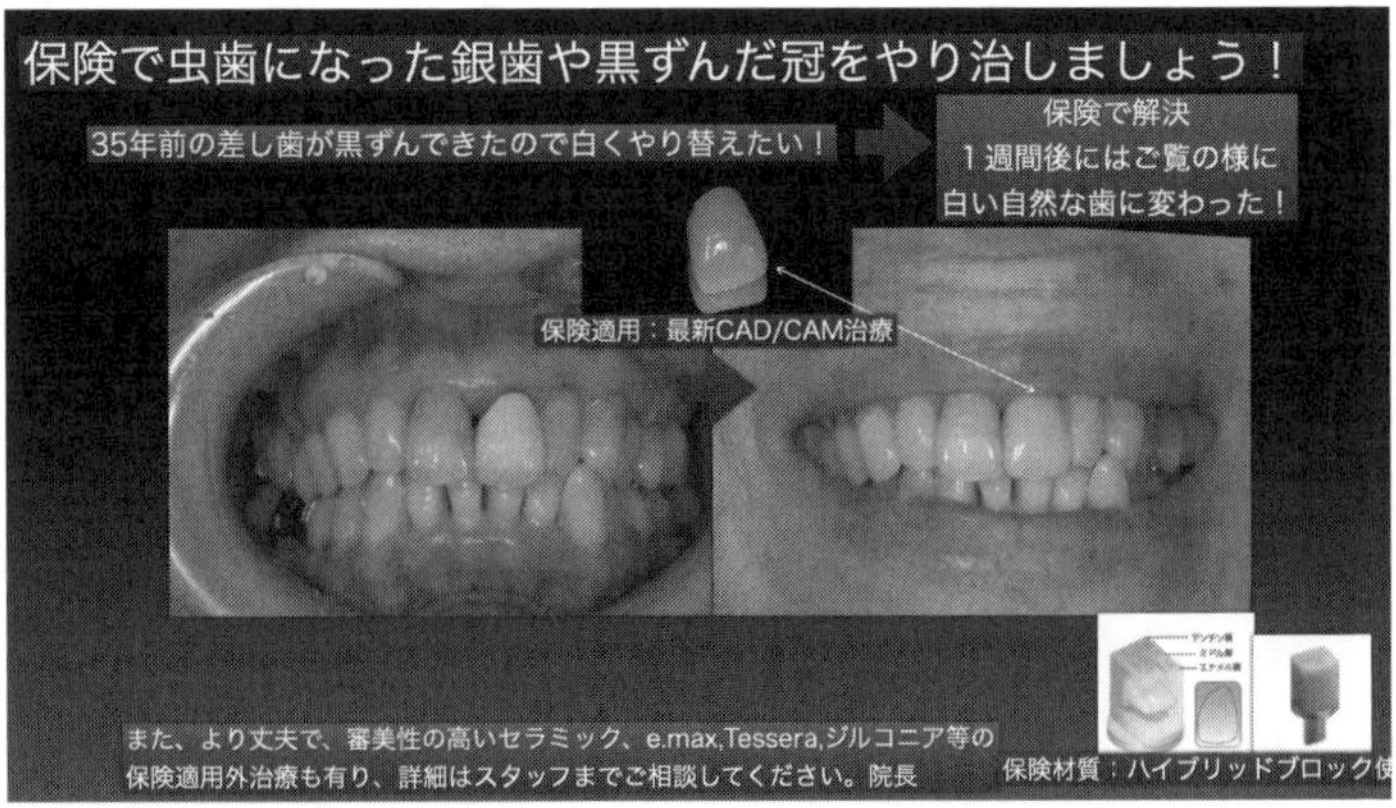

保険適用のCAD・CAMクラウンを使用した治療前後の変化

コラム
金属の危険性を研究した米国の大学留学の思い出

私が歯科医師としてスタートしたときは、大阪市内にある医療法人・T歯科で一般歯科診療を通して3年間、研鑽しました。またそれと並行して、O歯科大・バイオマテリアル教室で8年間、専攻生として色々と勉強させていただきました。

1986年から1年間、歯科研鑽の武者修行と称して米国に留学。1ドル240円という超円安の時代です。懐事情が厳しいなかでしたが、大阪府茨木市にある藤井歯科（現院長：藤井隆史《たかし》先生　https://fujiishikaiin.net/clinic/）の先代院長であり、私の先輩でもある藤井隆治先生の援助のおかげで、アメリカ歯学の最先端を学ぶことができました。

そのなかで、O歯科大K名誉教授の紹介で、約1年間、米国大学の歯学部解剖学教室のKasten（カーステン）教授の教室を紹介していただき、勉強と臨床の研鑽をすることができました。S.G.cellというヒトの歯肉細胞を使った細胞毒性の研究に関する教授のお手伝いでした。

当時の私の仕事は、その歯肉細胞が元気に活動できるように、日々、培養器で細胞を使える状態にすること。なぜなら、2週間経つと歯肉細胞が死んでしまうからです。歯石や金属

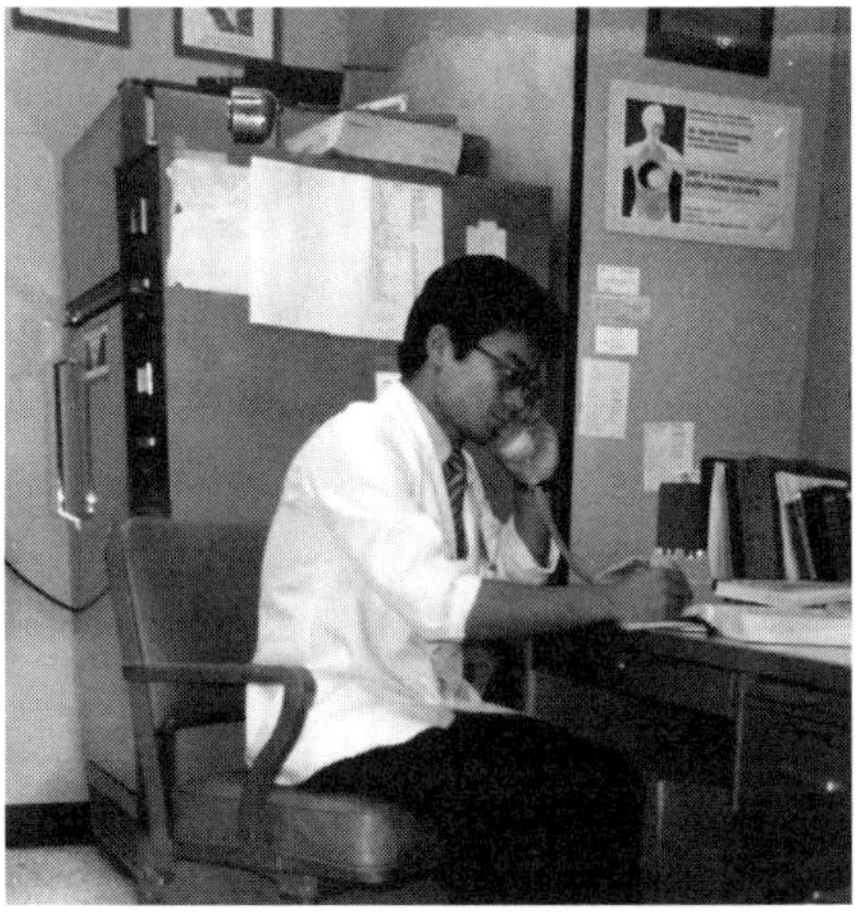

米国の大学の歯学部留学当時のKasten教授の研究室での懐かしい1枚
（1986年8月～1987年7月）

等の異物と接触させて、その様子を電子顕微鏡で写真撮影。残った元気な歯肉細胞の数をカウントして、教授に報告するものでした。

それは、異物の周辺の歯肉細胞の数と、その影響がないところで生息する歯肉細胞をコントロールして、比較する研究でもありました。Kasten教授の研究のお手伝いにすぎませんでしたが、そのおかげで、ヒトの歯肉細胞の強さと同時にデリケートな部分も理解することができたのです。

将来、自分が臨床医となるときには、異害作用を起こさないような歯科材料を使って、患者さんに治療を行っていきたい、とその時に強く思いました。

それは、今から約40年前のことです。

当時のアメリカの歯科技術は、日本より10

年以上進んでいるという実感がありました。ですから、日本に帰国してからは、そのギャップを少しでも埋めよう、日本の歯科レベルを底上げしようという心意気で開業し、治療に情熱を傾ける日々が続きました。

そのためには、まず診査・診断をしたうえで、綿密な治療計画を立てること。しっかりとシミュレーションすること。もちろん、患者さんの同意をきちんと得たうえで治療を行うこと。これらを大切にして、これまで治療にあたっています。

コラム

40年前に研究していた金属の危険性

その1年間の米国での研究研鑽は、筆者自身が帰国したのち、実際の歯科材料、特によく使われる銀合金による溶出細胞毒性を研究するきっかけになりました。

筆者は、O歯科大学のN教授の指導のもとで、歯科用金属の溶出によって細胞毒性として口腔内で影響が出ることを研究して歯学博士号取得のための学位論文にまとめました。35年前のものですが、やがて口腔内から悪影響をもたらす金属材料による歯科治療を変えていくための根拠になれば、と思っていました。

それからかなりの年月が経ちましたが、ここ2年ほどで劇的に変わっていく歯科治療の現場の様子を目にして、ホッとした心もちになっています。それと同時に、金属材料による歯科治療を変えていくためのミッションをより一層遂行しつつ、代用のCAD・CAM材料がしっかりと口腔内で機能することを、この目でしっかり見届けたいと思っています。これからも日々、研鑽と努力を重ねていく所存です。

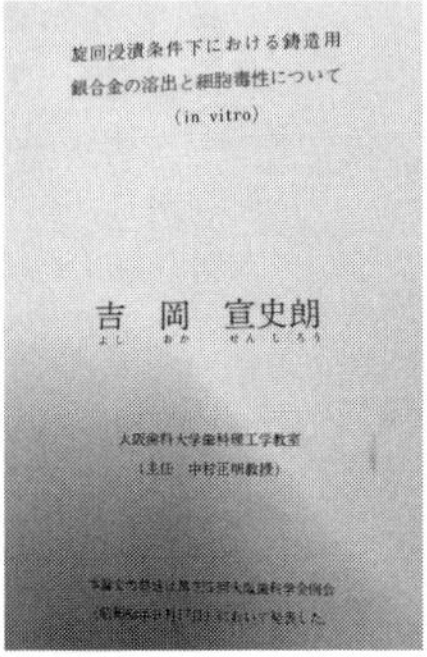

旋回浸漬条件下における鋳造用
銀合金の溶出と細胞毒性について
(in vitro)

吉岡《よしおか》　宣史朗《せんしろう》

大阪歯科大学歯科理工学教室
(主任　中村正明教授)

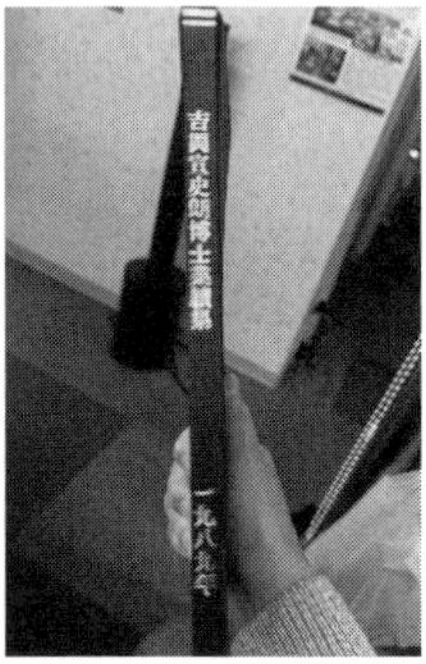

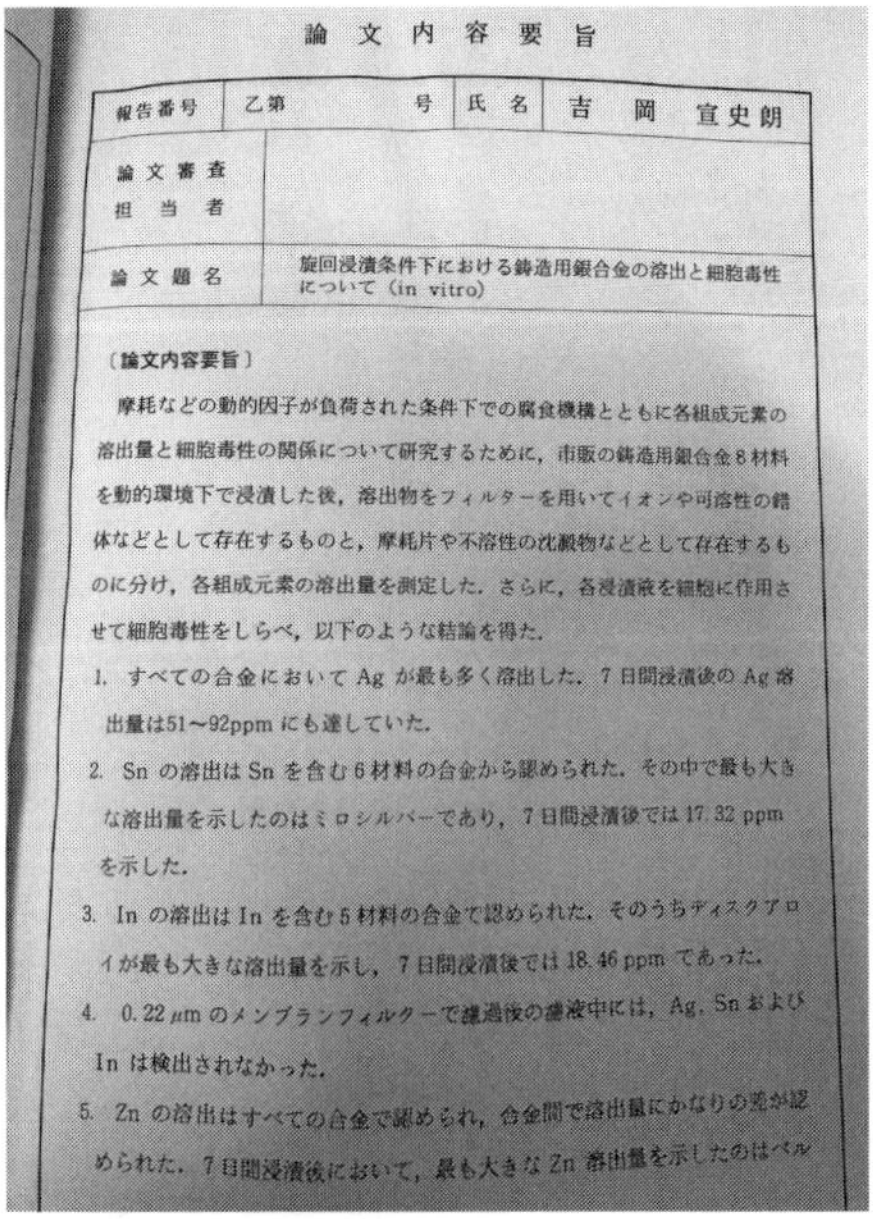

論文内容要旨

報告番号	乙第　　号	氏名	吉岡　宣史朗
論文審査担当者			
論文題名	旋回浸漬条件下における鋳造用銀合金の溶出と細胞毒性について (in vitro)		

〔論文内容要旨〕

摩耗などの動的因子が負荷された条件下での腐食機構とともに各組成元素の溶出量と細胞毒性の関係について研究するために，市販の鋳造用銀合金８材料を動的環境下で浸漬した後，溶出物をフィルターを用いてイオンや可溶性の錯体などとして存在するものと，摩耗片や不溶性の沈殿物などとして存在するものに分け，各組成元素の溶出量を測定した．さらに，各浸漬液を細胞に作用させて細胞毒性をしらべ，以下のような結論を得た．

1. すべての合金において Ag が最も多く溶出した．７日間浸漬後の Ag 溶出量は51〜92ppm にも達していた．
2. Sn の溶出は Sn を含む６材料の合金から認められた．その中で最も大きな溶出量を示したのはミロシルバーであり，７日間浸漬後では 17.32 ppm を示した．
3. In の溶出は In を含む５材料の合金で認められた．そのうちディスクアロイが最も大きな溶出量を示し，７日間浸漬後では 18.46 ppm であった．
4. 0.22 μm のメンブランフィルクーで濾過後の濾液中には，Ag，Sn および In は検出されなかった．
5. Zn の溶出はすべての合金で認められ，合金間で溶出量にかなりの差が認められた．７日間浸漬後において，最も大きな Zn 溶出量を示したのはベル

歯の治療に多く用いられる銀合金の
細胞毒性の実験の論文

第2章

審美歯科はここまで進んでいる

トータルデンタルソリューション

患者さんには、歯を治療する目的があります。治療のゴールは、しっかりと噛める歯にしたい、美しい歯にしたい、など実に様々です。そして、求めるものも、かけられる時間と費用も、患者さんによってちがいます。

本書は、歯科治療の最新技術であるCAD・CAMの素晴らしさを多くの人に知っていただくことが目的のひとつです。詳しくは次章でお伝えします。

CAD・CAMは、オーダーメイドの歯科医療に最適なツールです。しかしCAD・CAMだけで、あらゆる目的のすべてを達成することはできません。歯科医療は、歯列矯正や審美歯科も含めて、総合的に考えていくことが必要になります。本章では、当クリニックで多岐にわたる治療を受けて、劇的な変化を遂げられた患者さんの実例を複数ご紹介します。

虫歯の治療だけを考えるなら、どの歯科医院でも技術にそれほど大きな差はありません。ところが、歯列矯正や噛み合わせを治すなどの大掛かりな治療となると、話は変わってきます。失ってしまった歯の本数が多い患者さんが「複数のインプラントをいれたい」という場合も同様です。

患者さんの意見や希望をじっくり聞いてくれる歯科医師を探し、治療方針に納得できることが重要です。まずは、自分にあった歯科医院を慎重に選ぶこと。これが治療の第一歩です。

ケース1
歯の大怪我でも神経が守れた！
～外傷による緊急治療

最初に紹介するのは、大怪我をしたにもかかわらず、2回の通院で治療を終えた患者さんのケースです（口絵6ページ提案6の症例）。2024年5月、緊急を要する状態で当クリニックに来院されたIさん。転倒により顔面を強打し、前歯が破損。歯の神経が露出するという痛々しい容態でしたが、CAD・CAMにより3日後に歯の修復を完了。CAD・CAMの最大の特長であるスピードを活かした治療の例です。

＊

Iさんは、健診中に気を失って倒れてしまい床に顔面を強打。「前歯が2本、折れてしまった」と当クリニックに来院されました。

来院時、Iさんの前歯は、折れた断面から神経が露出している状態でした。来院直後に撮影した写真は、口絵6ページにあります。左の写真は治療前の様子。白い歯の中央部に赤く見えている部分は、じつは神経なのです。

断面から痛々しく神経が露出してしまった状態。こうなると、息を吸っても、空気に触れただけでも激痛です。本来、何もしたくないしできないという状況なのですが、怪我をした直後は驚きのあまり気が動転してしまい、ある種のショック状態にあります。怪我をしてしまったというショックで感覚が麻痺して、しばらくの間は痛みを感じない、ということがしばしば起こります。それでも、少し時間が経ち、徐々に落ち着いてくると、じわじわと痛みを感じはじめます。

痛みを感じるようになると、食事をすることはもちろん、水なども飲める状態ではありません。息をしただけでも痛むほどなのです。

このように神経が露出してしまうと、治療で神経を抜かれることがほとんどです。口の中は常に悪玉の口腔細菌が多数存在しているため、感染を予防する意味もあり、神経を抜いてしまってから治療をするのです。

当クリニックでは、治療の最初にデンチンシーリングという処理を施しました。この処

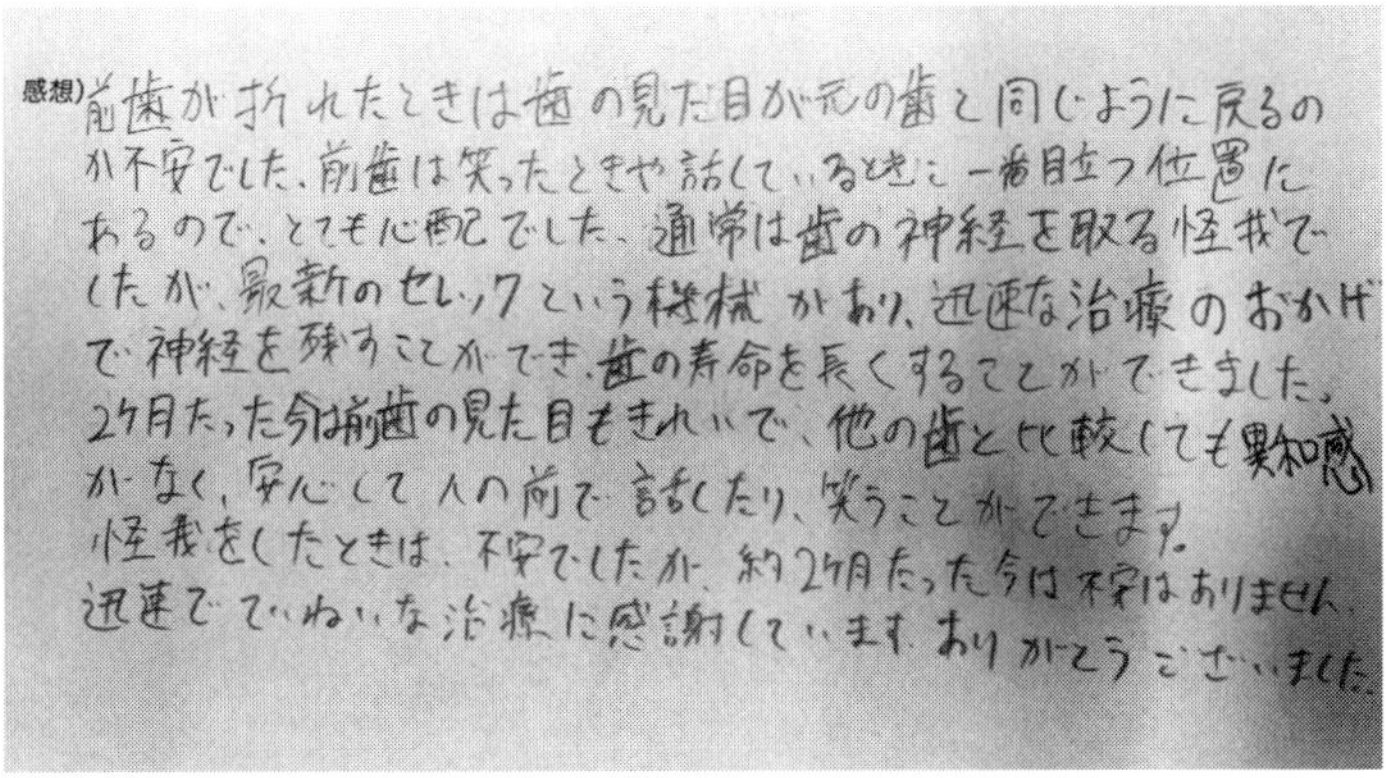
感想）前歯が折れたときは歯の見た目が元の歯と同じように戻るのか不安でした。前歯は笑ったときや話しているときに一番目立つ位置にあるので、とても心配でした。通常は歯の神経を取る怪我でしたが、最新のセレックという機械があり、迅速な治療のおかげで神経を残すことができ、歯の寿命を長くすることができました。
2ケ月たった今は前歯の見た目もきれいで、他の歯と比較しても異和感がなく、安心して人の前で話したり、笑うことができます。
怪我をしたときは、不安でしたが、約2ケ月たった今は不安はありません。
迅速でていねいな治療に感謝しています。ありがとうございました。

前歯を怪我した若者の治療後の感想文。神経も保存でき大満足されていました。

理により、悪玉細菌が象牙細管へ侵入することを防ぎます。詳しくは次章で後述します。

そしてＣＡＤ・ＣＡＭシステムにより、修復歯を完成し、その後、抗生剤を服用して、安静に過ごしていただき、経過を見守りました。３日後に、悪化などの症状が出ていないことを確認できたため、修復歯の被せを完了させて治療を終えました。

Ｓさんは、「怪我をしたこと自体は残念だったが、治療の結果にはとても満足している」と話されています。

このケースのように、緊急を要する外傷の治療にＣＡＤ・ＣＡＭは非常に有効です。一刻を争う治療であっても、すぐに修復歯をつくって被せることができます。そして、スピーディな治療は感染予防にきわめて有効です。

ケース 2

16本の銀歯をすべて白い歯に ～長年のコンプレックスを解消

次に紹介するのは、16本あった銀歯すべてを白い歯に取り換えた審美治療のケースです。また、根まで腐っていた虫歯を抜いて、そこへ3本のインプラントを入れました。この患者さんは40代半ばの女性。「白い歯は長年の憧れでした。ようやく理想の口元が手に入りました」と、とても喜ばれています。

＊

初診

Mさんは新潟県在住。近所の歯医者さんで右下の奥歯にブリッジをいれたところ、治療を終えて1週間後には腫れと痛みで噛めなくなってしまったそうです。数年前からご主人が当クリニックで治療を受けていらしたので「一度、吉岡先生に診てもらおう」という話になり、来院されました。

下顎の3本のインプラントの効用

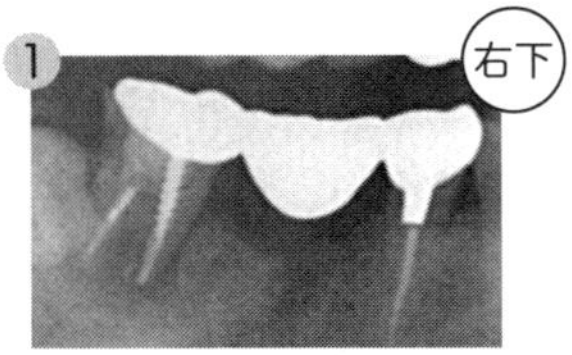

ブリッジの後ろの歯が炎症を起こして痛くて噛めない！　力の負担が大

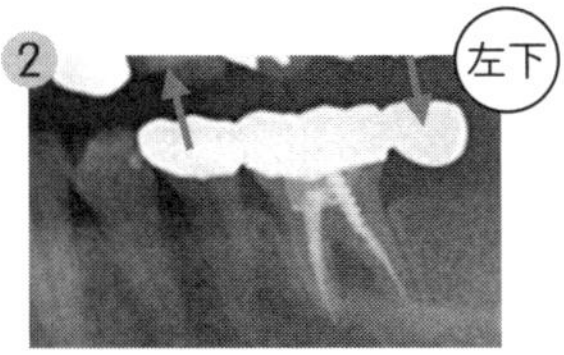

ブリッジの後ろの人工の歯がテコの作用で手前の歯に力の負担大で炎症を引き起こしていた

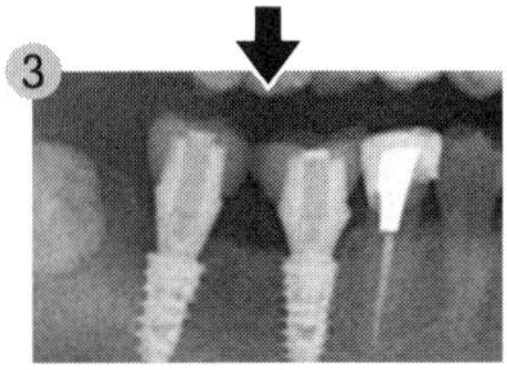

インプラントを2本埋入してブリッジタイプから従来の歯のように力を分散

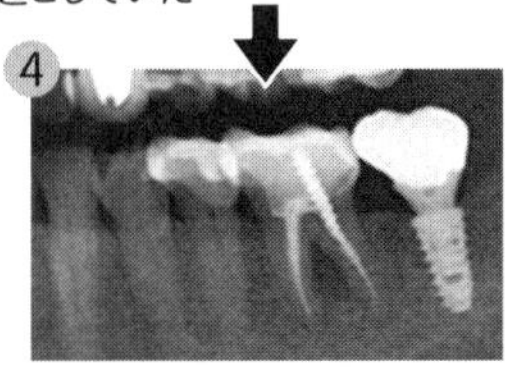

ブリッジの後ろの人工の歯を取り、インプラントを埋入して力の負担を軽減し、手前の歯の寿命を延ばす

Ｘ線を撮ってみると、右下の親知らずが埋《まい》伏《ふく》状態（横たわっていること）で、ブリッジの治療歯が炎症を引き起こしていたため、「痛くて噛めない」状態になっていました（図中①）。

ＣＴを撮ってみると、もう骨まで炎症を引き起こしていたので、「抜歯はやむを得ません」と診断結果を伝え同意を得ました。反対側の左下奥歯も、３本の歯のために繋がったブリッジを装着されていました。１番奥の歯は小さいものの、実際には下には歯が存在しないため、噛んだ時にとても不安定な状態（図中②）。そこで、左下の奥歯もインプラントにすることを決定。そして、もともと失っていた左下７番にも歯をつくることにし、計

3本のインプラントを入れることになったのです（図中③、図中④）。

Mさんは、失った歯のインプラント治療を受けよう、と以前より考えていたそうです。ただ、インプラントオペに対する恐怖感があったために、なかなか治療に踏み出せなかったようです。そこで、インプラントオペは安全な治療法だと説明し、十分に納得いただいたうえで治療を進めました。

レントゲンでの精密検査の結果、古い銀歯の裏側は劣化していることが判明。今回の治療を機に、保険適用の白い歯に替えてはどうかとおすすめしたところ、「私は接客業をしています。笑ったときに見える銀歯は、長年のコンプレックスでした」と気持ちを打ち明けてくれました。

「ほとんどの歯を保険適用で白い歯にできるのなら、ぜひ治療してほしい」と意見が一致して治療をスタートさせました。

当クリニックは大阪の茨木市にあります。Mさんは新潟県在住です。初診時には、セカンドオピニオンとして関わらせていただく予定でいました。それが、本人が通院を希望されたため、わざわざ遠方から足を運んで来院いただくことに予定を変更。時間と費用をかけるご本人の負担を思うと、なんとしても期待に応えたいという思いで治療にあたりました。

治療の経過

治療期間は２０２２年5月〜２０２４年5月までの2年間。ほぼ2か月に一度、合計12回の来院。お住まいのある新潟を前夜に出発し、毎回、夜行バスで一昼夜をかけて通院されていました。

初診では、次回来院時にフィクスチャーを埋められるように準備を進めました。フィクスチャーとは、インプラントの土台となるチタンネジのことです。

実際にインプラントオペを終えられたあと、「思ったより痛みはありませんでした」ととても安堵されたご様子でした。

Mさんの治療の流れ

２０２２年5月10日　初診。治療計画を立てる
7月　右側下の歯のインプラント治療をスタート
10月　古くなった銀歯を外す

吉岡歯科クリニック…口腔内カメラを導入しデジタル化スタート
11月　CAMデータを技工所に外注開始
2023年3月　吉岡歯科クリニック内にCAD・CAMシステムを完備
2024年5月31日　上の歯7番2本にピーク冠。左上の6番にCAD・CAMインレーを装着

Mさんの銀歯は、合計16本ありました。それをすべて、適した白い歯に取り替えました。上の7番左右それぞれにピーク冠2本。右下6番と7番のインプラントの歯にセラミック（e.max）（55ページ図中③）。左下の7番のインプラントの歯にジルコニア（55ページ図中④）。それ以外の11本の歯はすべてハイブリッドレジンです。

治療最終日

2024年5月31日は、治療最終日でした。前夜に新潟を出発したMさんは、翌朝6時半に大阪駅に到着。午前9時半頃に来院され「今日は、午後3時頃の電車で新潟へ帰りたいと思っています」とご要望を伺いました。

そこで、修復歯をつくる1時間ほどの間、待合室で待っていただくことにし、正午すぎから修復歯のセットを開始。12時半には終了。2年に及ぶ治療をすべて終えました。その治療終了のプチ祝いも兼ねて、Mさん親子と一緒にイタリアンでランチを楽しみました。その後、新潟までの帰りの乗車券を買うために、JR茨木駅へMさん親子を見送りました。

このようにスピーディな治療は、CAD・CAMならではです。Mさんの修復用の白い歯16本をすべて、当クリニック内のCAD・CAMシステムでつくりあげています。簡単に流れを説明しましょう。まず、銀歯を外して小型カメラで口の中を撮影。CADソフトウェアで修復歯の設計・デザインをし、CAMデータをミリングマシン（削り出すための機械）に送信して、被せ物・詰め物を削り出しました。

修復歯の最終仕上げの工程には、患者さんの歯の色を再現するステイン（着色）の加工である、キャラクタライズがあります。このキャラクタライズの作業を当クリニックの技工部長小野山さんにお任せしています。この仕上げの作業を終えると修復歯は完成。私が患者さんに修復歯をセットして治療は完了です。

こうして、診察から完了までの一連の作業を私とスタッフ全員とで成し遂げたと思うと感慨深いものがあります。多くの時間をかけて遠方から通ってくださったこともあり、強く印象に残るケースとなりました。

遠方から2年も通院を続けたMさん。その結果、長年の夢だった理想的な歯を手に入れたことに、とても満足していらっしゃいます。

Mさんは、20歳になるお嬢様と一緒に来院されていました。お嬢様は、歯列矯正のために当クリニックに通院。遠隔でも治療状況を判定できる便利なソフトウェア「バーチャルケア」を併用した、マウスピース矯正を受けられていました。バーチャルケアとマウスピース矯正については、第4章で後述します。

バーチャルケアとは、実際に来院することなく、患者さん自身がスマートフォンで写真や動画を撮って、当クリニックに送信。治療後の経過を歯科医が、AIの技術とコラボしてオンラインで診断するものです。このオンライン診断と、来院を併用することによって、順調にマウスピース矯正を進められました。

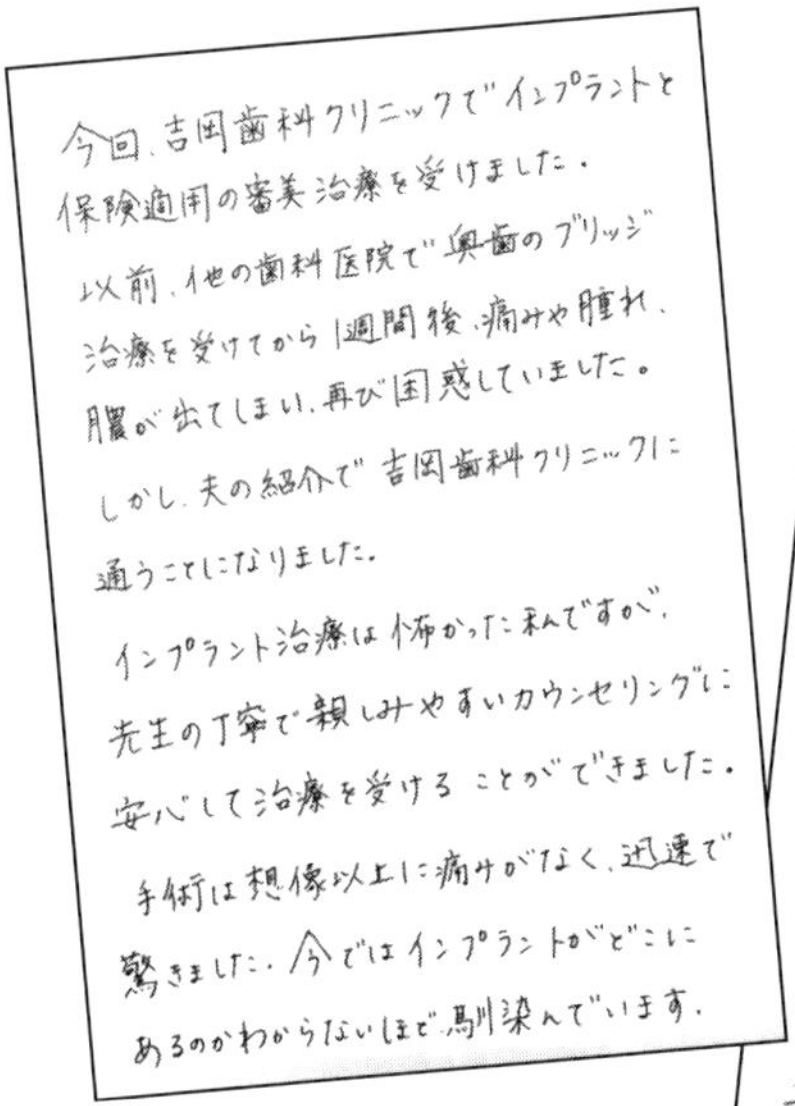
今回、吉岡歯科クリニックでインプラントと
保険適用の審美治療を受けました。
以前、他の歯科医院で奥歯のブリッジ
治療を受けてから1週間後、痛みや腫れ、
膿が出てしまい、再び困惑していました。
しかし、夫の紹介で吉岡歯科クリニックに
通うことになりました。
インプラント治療は怖かった私ですが、
先生の丁寧で親しみやすいカウンセリングに
安心して治療を受けることができました。
手術は想像以上に痛みがなく、迅速で
驚きました。今ではインプラントがどこに
あるのかわからないほど馴染んでいます。

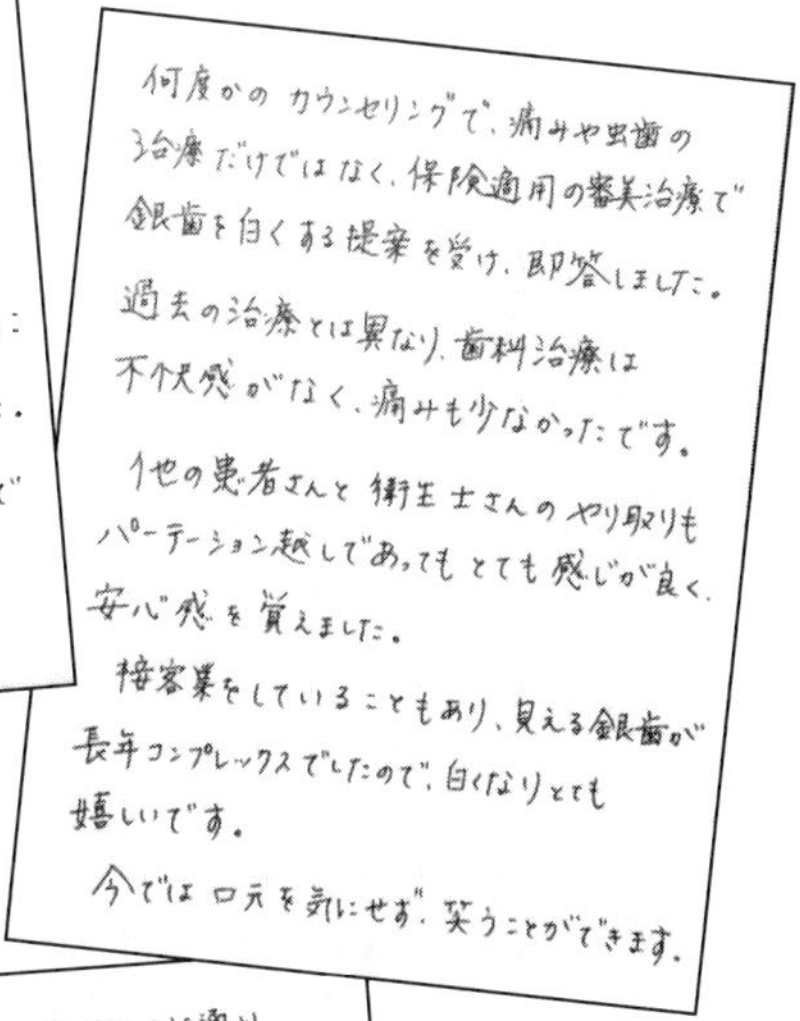
何度かのカウンセリングで、痛みや虫歯の
治療だけではなく、保険適用の審美治療で
銀歯を白くする提案を受け、即答しました。
過去の治療とは異なり、歯科治療は
不快感がなく、痛みも少なかったです。
他の患者さんと衛生士さんのやり取りも
パーテーション越しであってもとても感じが良く、
安心感を覚えました。
接客業をしていることもあり、見える銀歯が
長年コンプレックスでしたので、白くなりとても
嬉しいです。
今では口元を気にせず、笑うことができます。

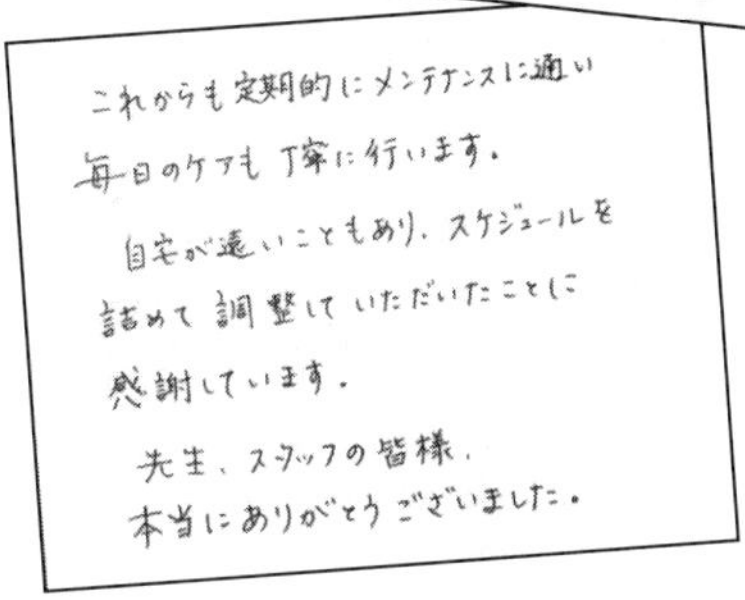
これからも定期的にメンテナンスに通い
毎日のケアも丁寧に行います。
自宅が遠いこともあり、スケジュールを
詰めて調整していただいたことに
感謝しています。
先生、スタッフの皆様、
本当にありがとうございました。

大阪まで遠方（新潟）より来院され、2年で完治し、
感激したことを伝える感想文をいただきました。

ケース3

骨移植後、自分の血液から成長因子を採取し骨を再生

～骨移植＋再生治療＋インプラント

20代の男性Yさんは、前歯を失っていました。「ちゃんと食事ができるようになりたい」。そんな思いからインプラントを考えて歯科医師に相談。すると「インプラントを挿入する土台となる骨がないので、骨移植をしないと無理です」と診断されたそうです。そんなYさんが当クリニックで再コンサルし、ある総合病院の口腔外科のH先生に骨移植を依頼し、その後、骨が定着したのを確認し、当クリニックでインプラントを埋め込むことができました。

＊

コロナ禍での治療だったため、通常よりも時間はかかりましたが、それでも約2年間の治療期間を経て完治しました。治療の経過は口絵6ページの提案7をご参照ください。

再生治療は、たとえ健康な骨が少なくても、その骨を少しでも増やそうとする補助的な

治療法です。具体的には、患者さんの血液の中から、骨を作る成長因子を機械で取り出し、インプラントを埋め込む時に一緒に傷口に挿入する、というものです。

また、きわめて微細な人工のアパタイト結晶「ナノハイドロキシアパタイト」を製造工程の中でインプラントに張りつけます。こうすると、骨の再生を早めることができ、骨の細胞がインプラントにつきやすくなります。

歯を抜いてできた穴にフィブリンを挿入し、歯肉を縫いあわせておくと、約2か月後には、そこに足掛かりとなる骨が再生されているのです。

CT検査をして、ある程度まで骨が回復していることを確認できたのちに、インプラントのオペを行います。

これが歯科医療での一般的な再生治療の流れです。

「骨が無いからインプラントは無理」「重い歯周病だからインプラントできない」と思っているなら、もう一度、歯科医院の扉を叩いて再チャレンジをしてはいかがでしょうか？

歯科医療はめざましい進化を遂げています。過去には不可能と言われていた症例でも、今では治療可能になっているケースも多くあります。

コラム

骨移植回避で時短治療の症例をインプラント学会で発表

2024.07.28 学会発表

インプラント学会が東京国際フォーラムで開催されました。他の医院で骨移植しないとオペは無理と言われたケースで副鼻腔の粘膜を水圧挙上で自己採血の血小板・フィブリンを使用した骨再生治療。骨移植せずに短期（4か月）で治癒した筆者の症例が学会会場で紹介されました。

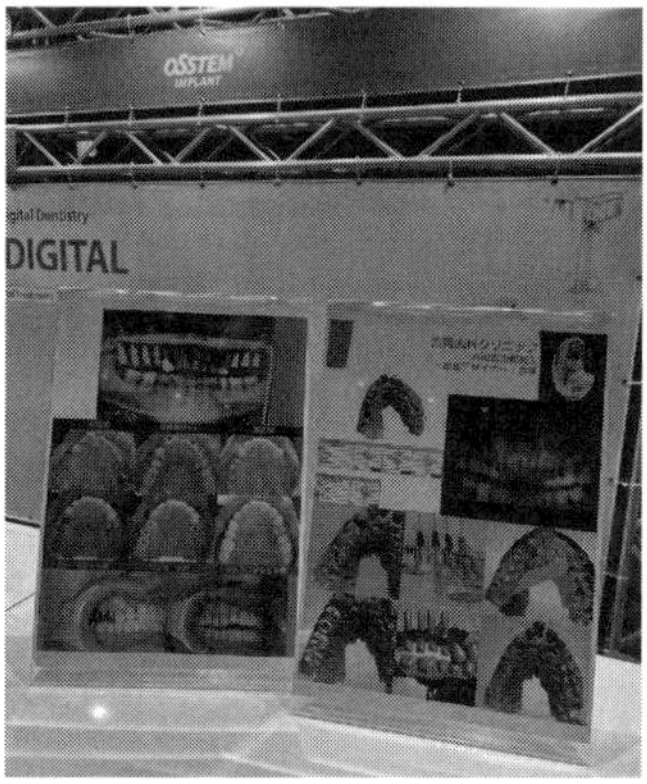

２０２４年７月に東京国際フォーラムで開催されたインプラント学会で、筆者がインプラント治療した症例を発表しました。

この症例も、他の歯科医院で骨移植をしないと治療不可能と診断されたケースでした。副鼻腔の粘膜を水圧挙上（粘膜を破らないように、粘膜を持ち上げて行う上顎洞底挙上術＝サイナスリフトのひとつ）で採取した、ご自身の血小板・フィブリンを使用した骨再生治療を実施。通常の骨移植では1年以上かかるところ、４か月という短期間で治療を完了。きわめて時間短縮を実現した症例でした（口絵５ページ参照）。

ケース4

デジタルとアナログのハイブリッド診断
〜ワイヤー矯正・インプラント・CAD・CAM

4本の歯を抜歯し、3本のインプラントを入れた男性Sさんのケースです。すべての修復歯をCAD・CAMで作成。ふぞろいな歯並びを正しい噛み合わせにするため、現在、ワイヤー矯正器具を使用して歯列を矯正中です。CADによる3D映像と従来の石膏模型との両方を使用して、治療後の歯並びをシミュレーション。デジタルとアナログを併用したハイブリッド診断の治療例です。

＊

右下の奥歯の欠損をインプラントするだけの相談に当クリニックに来られたのですが、口腔内だけでなく、その歯の欠損やまた乱杭歯の状況の残存歯の状況により、顔貌にまで悪影響を及ぼしていました。このまま放置すれば、顎関節から体の軸への影響も出て、全身のバランスまで悪くなることを私が指摘すると、Sさんは、ご自分の健康のためにも、この主訴であるインプラント治療のみならず、残存歯の矯正治療を含めた総合的な治療を決意するに至りました。当クリニックでは、デジタルの3Dシミュレーションだけでなく、アナログな従来の石膏模型を組み合わせたハイブリッド診断を行っています。

当クリニックでは、CADの3D映像はもちろん、石膏模型も患者さん本人にお見せします。治療途中でモチベーションが下がってしまい、通院しなくなる事態を避けるためです。治療のゴールイメージを明確にすれば、「治療を続けたい」というモチベーションを維持しやすくなります。

また、従来の石膏模型には、多くの長所があります。

● 治療後の様子を模型化することで、今は歯がないところや歯並びが悪いところが、治療後にどう変化するのか、前後のちがいや完成形が伝わりやすいことが特長です。

● アナログは、患者さん自身が手に持って、様々な角度から眺められます。デジタルは手で触れられません。

● 石膏模型は患者さんの歯と同じサイズでつくります。そのまま口の中に収まった様子をイメージしやすく、「自分の歯が近い将来、こんなふうになるのだ」と、未来の姿をよりリアルに感じられます。

これらの理由から、私は石膏模型が治療に果たす役割は大きいと考えています。また石膏模型には、最終形態となる歯の形・歯並び・噛み合わせをワックスで追加表現して診断する「診断用ワックスアップ」という重要な作業工程もあります。

アナログもデジタルもどちらも立体であることは変わりありません。デジタルの良さは、画像や動画を本人だけではなく、来院しないご家族にも見てもらえることです。

Sさんの初診の写真をご覧ください（口絵4ページ参照）。そして1年後の状態をシミュレーションした石膏模型をご覧ください。いかがでしょうか？　こんなに美しい歯並びになるとしたら、患者さんは大喜びされると思いませんか。だから、私は患者さんのモチベーション維持のために、将来の姿を明確に見せてあげるように心がけています。

デジタルは素晴らしい技術ですが、100％をデジタル化してしまうよりも、従来のアナログも併用し、両方の良さを兼ね備えた良いとこどりのハイブリッド診断がおすすめです。

ケース5

著しく向上した日本人の美意識

10年ほど前からインプラント治療を続けていらした50代女性Kさんのケースです（口絵1ページ提案1の上段の症例）。健診時に今後の治療方針について相談しました。すると「大リーガーのように真っ白な歯にしてほしいんです」と要望がありました。望みどおりの真っ白な歯を手にいれたKさんは「たくさんの方から〝歯がキレイ〟と褒めていただけるようになり、とてもうれしいです」と満足されています。

長年、インプラントの治療に通院されていたKさん。ほとんどの治療を終えられ、歯の健診に来院してもらった時のことです。私から、今後の治療について、なにか要望があるか、お尋ねしました。

「先生。私ね、先日TVのニュースで、大リーガーの記者会見を見たんです。私もあの野球選手のような真っ白な歯にしたいんです」

私もその記者会見の報道を見ていましたから、Ｋさんが名前を挙げた選手の歯の白さは知っていました。

一番白い色の歯の素材は、Ａ1という色になります。本当に真っ白な色をしています。しかし、平均的な日本人の歯はもう少し黄色で、Ａ3という色に近いのです。ですので、もしＡ1の修復歯にしてしまうと白すぎるのではないか、という懸念がありました。

そのことをお伝えしてもＫさんご本人は、Ａ1の素材よりも「もっと白い色にしてほしい」と希望されたのです。長年、ご自分の歯の色を汚いと感じていらしたそうで、「ずっと、白い歯にしたかったのよ」と話してくださいました。ご本人のたってのご希望です。

「わかりました。それではもっと白いブリーチングホワイトのＢＬ1にしましょう」

結果、すべての前歯のみならず小臼歯も究極の白さのＢＬ1の素材を使用した修復歯にして、大変、満足していただきました。

私はそれまで、欧米に比べると日本人の審美意識はとても遅れている、と考えていました。しかし、この患者さんの発言を聞いたときに、日本人の美意識は少しずつ向上しているのだと実感せずにはいられませんでした。

最近では、若者を中心にテレビ離れが起こっていると耳にします。筆者の生活を振り返ってみても、テレビを見る機会はほとんどなくなっています。その代わり、Netflixや動画投稿サイトを視聴する時間が増えたと感じます。

なかでも、最近は、欧米の番組を視聴する時間が多くなっています。それに伴って、あらためて欧米人の口元の美しさを目にする機会が増えたようです。

一方、日本人の口元はどうでしょうか。私が歯科医の道を歩みはじめた30〜40年前とあまり変わっていないようです。

その理由のひとつに、虫歯治療においていまだに金属を使用した治療が続いていることが挙げられます。笑った口元から金属が見えてしまうと、いくら美しいと感じていても興ざめしてしまうからです。このことは、歯科医師として大変残念でしかたがありません。

世界レベルでみると、どうしても日本人の口元は美しいとは言い難いのです。特に、アメリカ人からは、日本人は歯並びが悪いとレッテルが貼られているほどです。

私は40年程前にアメリカの大学に留学しました。そのときに、アメリカの歯科医師に「日本人はどうしてみんな歯並びが悪いのか」と尋ねられたことがありました。そのときの私はなにも反論できず、非常にくやしい思いをしました。帰国後、審美歯科に情熱を注ぐようになったのは、あのときのくやしさも一因でした。

あれから時間が流れ、この数年、ようやく日本人の歯に対する審美意識が向上したことを私はとても喜ばしく思っています。

オーダーメイドの審美歯科
～前歯の審美基準ポイント10

審美歯科というと、ただ歯を白くするという印象が強いようですが、それだけではありません。歯の形、大きさ、傾き、それらすべてを整えて理想的な美しさを実現していくのが審美歯科です。一般的に考えられているよりも、奥深い審美のポイントを追求しています。

本書で紹介するCAD・CAMの技術により、歯科医師は、患者さんの細かな要望に応える治療の提供が可能になりました。オーダーメイドの歯科治療が現実のものになっています。

たとえば歯の色は、患者さん一人ひとり異なります。そのような微妙な歯の色を、自然な色で再現することさえできるようになっています。

また事前に仮歯を作っておき、しばらく使用してもらっている間に、噛み具合の機能性や見た目の審美性を患者さんに評価してもらい、その形態をコピーして最終的な修復歯設計の参考にすることもできるようになっています。

歯科技術は、ここまで進歩しているのです。

審美歯科では、73ページと74ページの1から10までの要素を考慮して治療していきます。この基準を満たすと大変、美しい仕上がりになり、患者さんの満足度も高くなります。意外と歯の色は最優先事項ではなく、他のことを考慮し終わった最終段階、つまり歯の色は最後になる場合も多いものです。

審美歯科では技術も大切ですが、それ以上に重要なことがあります。治療開始前の事前資料の作成と診査・診断技術です。これが成功のカギになります。

筆者は、2010～2017年までの8年にわたり、FTA研修会（http://www.hosokawa-dc.com）とFCIC研修会（FTAの前身）とで細川孔《とおる》先生（細川歯科・熊本市）に師事して、資料採得と診査・診断の基礎を固めました。前歯の審美の基準となる項目を、細川先生が主宰するFTA研修会の研修内容より抜粋して解説しました。

歯科医師や歯科技工士は、この10ポイントを基準にして審美歯科の施術を進めます。

基準ポイント①
シンメトリー(左右対称)

ミッドライン(正中線)がポイント。上の歯の左右の中切歯が接する縦のラインがミッドライン。

ミッドラインに線を引き、左右対称かどうかが診断基準。もし片方が歪んでいた場合は、その歪んでいる側を治します。

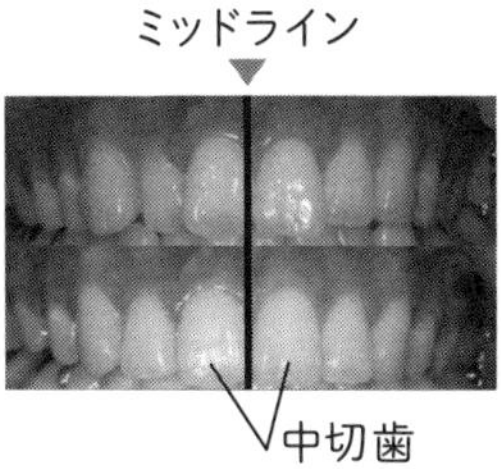

基準ポイント②
ホリゾンタルアライメント(水平線)

中央切縁がポイント。ミッドラインに直角線を入れ、前歯の左右差が診断基準。目の左右の瞳孔線と口元の線が平行かどうかも診断基準。

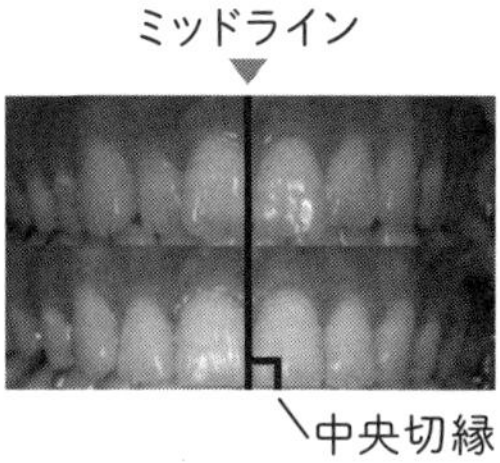

基準ポイント③
フェイシャル・カスプライン

歯のアーチと唇のアーチとのシンクロがポイント。唇にはドライウェットラインと呼ばれる境目があります。口紅を塗るときのラインと、歯の先端を結んだラインが平行になっているかどうかが診断基準。

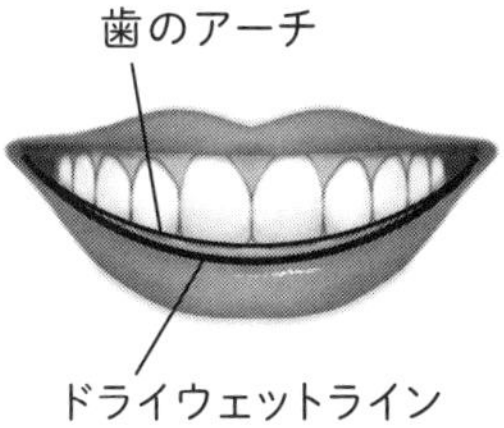

基準ポイント④
ガムライン(歯ぐきのライン)

ガムラインがポイント。ガムラインとは歯ぐきのラインのことです。歯ぐきが見えるか見えないかが診断基準。唇がかなり上まで上がり、歯ぐきが多く見える口元を「ガミースマイル」と呼び、ハイリップとも言います。歯ぐきが完全に隠れていて、唇が下方まで下がっているとローリップ、中間をミドルリップと呼びます。ミドルリップが美しい基準とされます。

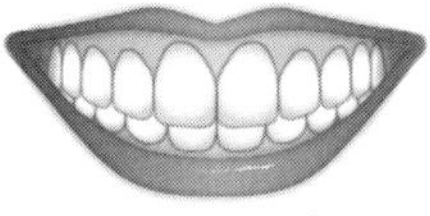
ハイリップ

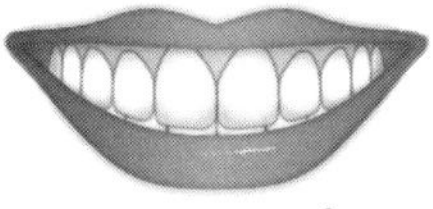
ミドルリップ

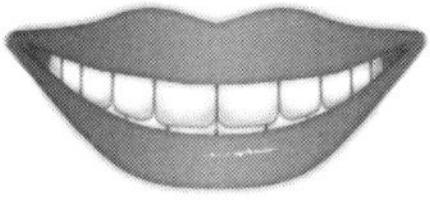
ローリップ

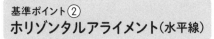

基準ポイント⑤ 歯の相対的な割合

歯の幅の比率がポイント。中切歯の隣の歯を1としたときに、隣接する歯の比率が1.6対1対0.6に見えるかどうかが診断基準。歯の幅がこの1.6対1対0.6の比率であれば、ゴールデンプロポーション（黄金比）です。

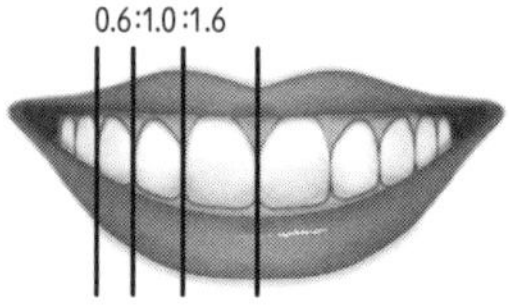

黄金比 0.6:1.0:1.6

基準ポイント⑥ 中切歯の優位性

中切歯の長さと幅のバランスがポイント。縦を100としたときに、横が75～80の間の割合かどうかが診断基準。

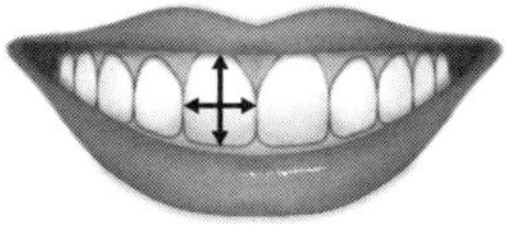

長さ:幅=100:75～80の間

基準ポイント⑦ 歯の隙間

歯と歯の隙間がポイント。中切歯と中切歯、また中切歯と隣接する歯の隙間の美しさが診断基準。図で示した隙間が美しいとされます。

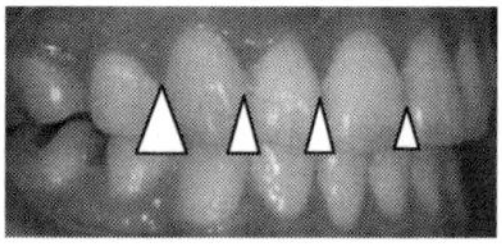

基準ポイント⑧ 歯の軸方向の配置

歯の軸方向がポイント。歯の傾き具合が診断基準。図で示した傾きが美しいとされます。

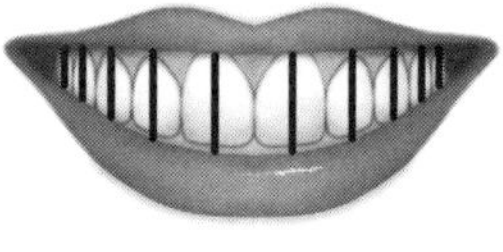

基準ポイント⑨ 歯肉の見え具合

歯肉の見え方がポイント。歯ぐきの見え具合が美しいかどうかが診断基準。図のような見え方が美しいとされます。

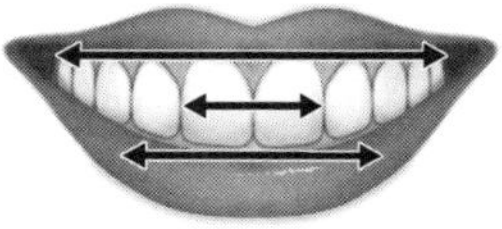

基準ポイント⑩ 歯の色

歯の色がポイント。色や透明感が自然か、天然歯のように見えるかが診断基準。材質的な限界があり、保険範囲内で満足することは難しいかもしれません。

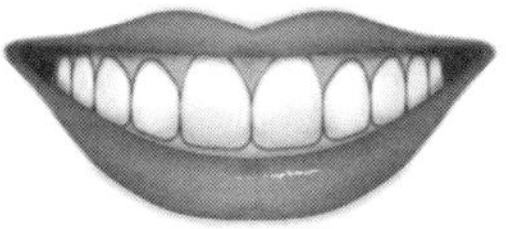

ＣＡＤでデザインするときには、歯の大きさや比率などを、これらの基準に当てはめて、コンピュータ上でデザインすることが可能になりました。ソフトウェアでデザイン・設計するときに、これらの比率を配慮して更にワンランク上の審美的な基準をクリアできる時代になっています。

Appleのロゴやレオナルド・ダ・ヴィンチ作のモナリザの絵画も、黄金比でつくられています。人間の目とは素晴らしくよくできていて、「バランスがいいな」と感じて、比率を再確認してみると、なんとこの黄金比になっています。つまり「見た目がいい」とは、「自然の摂理に適っている」と考えられるのです。

ワンビジット、ツービジットでここまでできる！実例紹介

１回で完治させることをワンビジットトリートメントと呼び、２回で終えることをツービジットトリートメントと呼びます。当クリニックでの症例をご紹介します。

ワンビジットトリートメントの実例

実例 ① CEREC Tessera - One Visit Tx　主訴：前歯の歯並びをキレイに白くしたい！

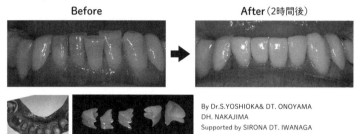

Before

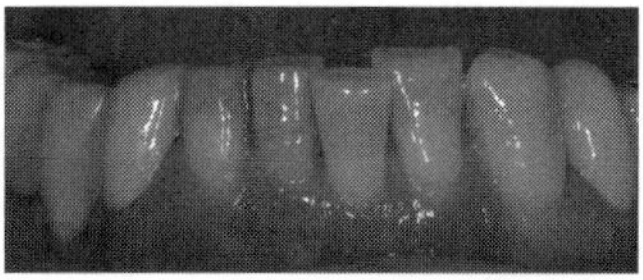

After（2時間後）

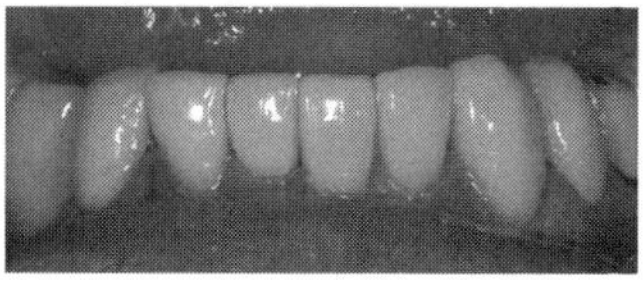

By Dr.S.YOSHIOKA& DT. ONOYAMA
DH. NAKAJIMA
Supported by SIRONA DT. IWANAGA

実例 ② セレックセラミックとセラスマートのワンデイトリートメント

Before

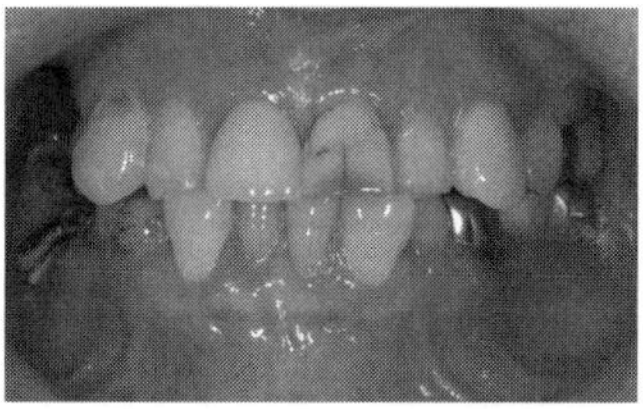

After（3時間後）

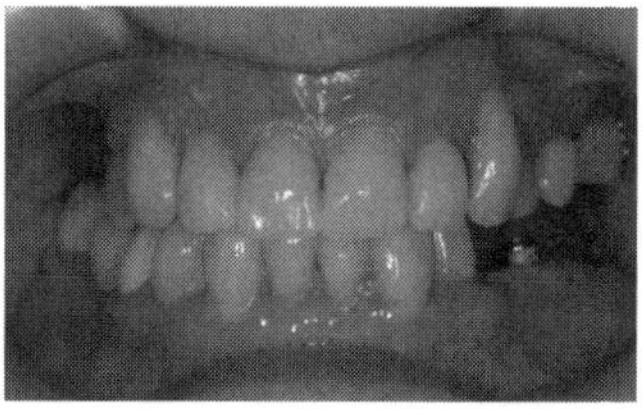

多忙のため一日で治してほしいとのご希望で、当院の休診日に特別に行った症例。歯を削ったその日に、仮歯ではなく最終の歯ができた。歯の感染も避けられ、患者さんにとっても好都合だった。

実例 ③ 理想的な材料 エナメル質と摩耗率がほぼ一緒

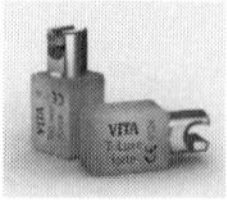

ドイツVITA社　MarkII
別名：ダイヤモンド・セラミックス

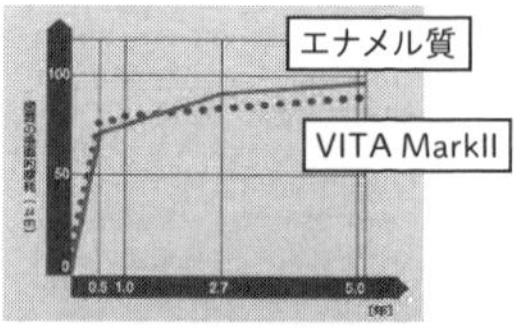

Before

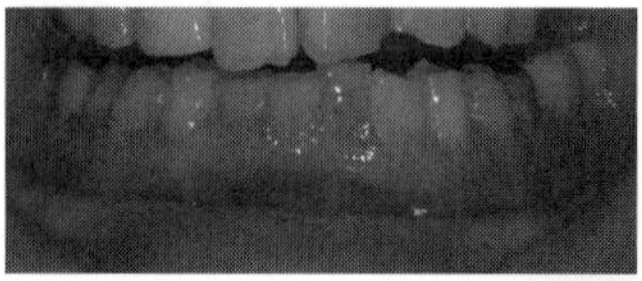

After（3時間後）

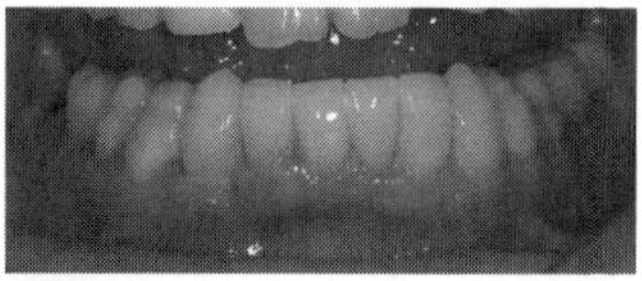

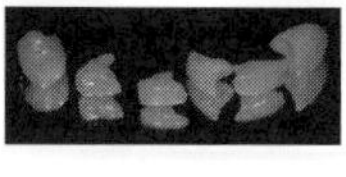

By Dr.S.YOSHIOKA & DT. ONOYAMA DH. IKUTA
Supported by SIRONA DT. IWANAGA

ツービジットトリートメントの実例

実例 ① CEREC e.max CAD - Two Visits Tx. 主訴：前歯の歯並びをキレイに白くしたい！

Before

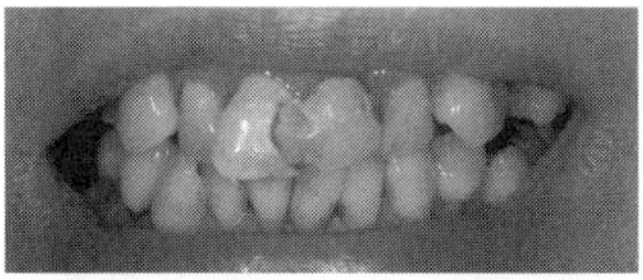

After（翌日）

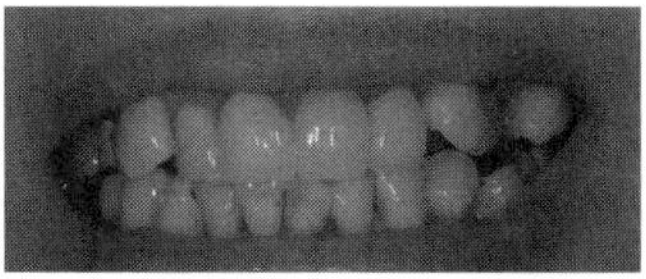

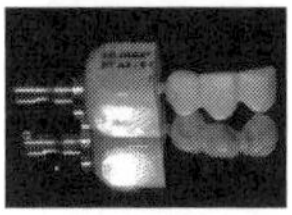

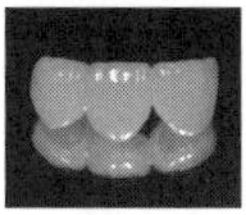

e.max CAD
HT A2 B40

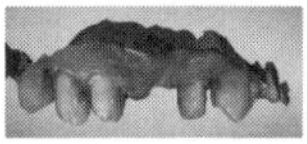

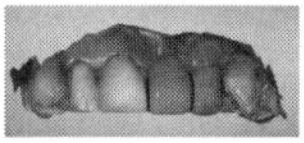

Before

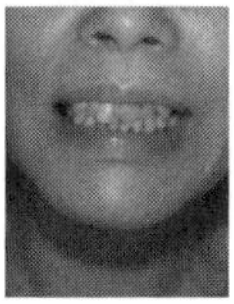

After

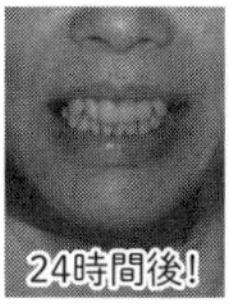

実例 ② IPS e.max CAD LT /A2 #12 #22 Variolink Esthetic Neutral cement

Before

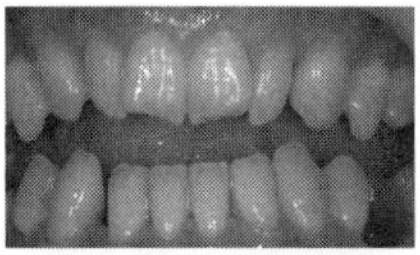

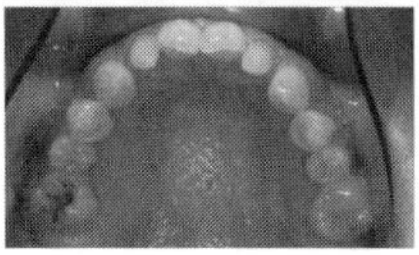

After

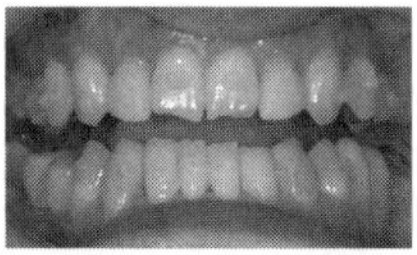

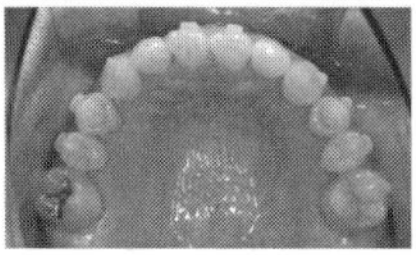

CEREC One Visit Tx.

削り出し直後のe.maxクラウン

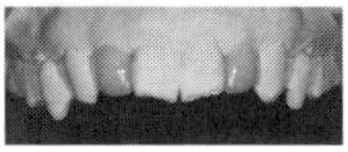

石膏模型に装着して最終の形態修正を行う

実例 ③ CEREC Two Visit Tx. 主訴：長年悩んでいた下顎前歯叢生と変色歯を白くしたい

Before

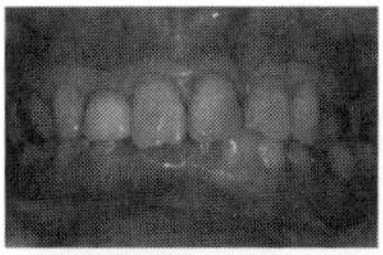

Lower

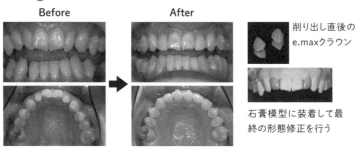

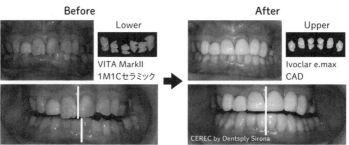

VITA MarkII
1M1Cセラミック

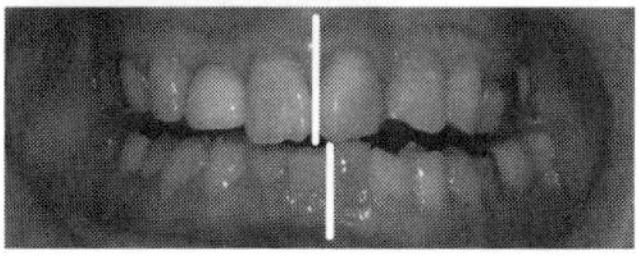

After

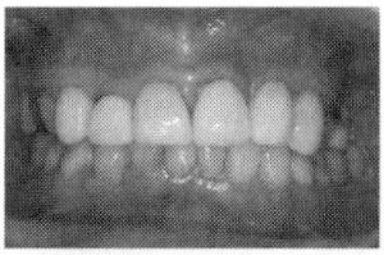

Upper

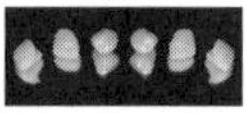

Ivoclar e.max
CAD

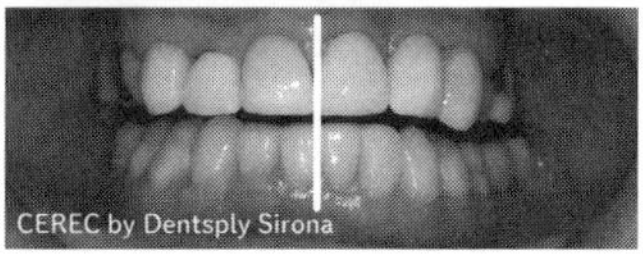

By Dr.S.KITANO & DT. ONOYAMA DA. NAKAJIMA Supported by SIRONA DT. IWANAGA

コラム

スイス研修記1

フォトスタジオ併設の審美歯科クリニック SNSや動画サイトで最新情報を発信

2023年6月、スイスのチューリッヒ大学で開催された研修プログラムの一環として、東京の風間先生のお世話で実現したCAD・CAMとインプラントおよび審美歯科クリニックの見学会に参加しました。この研修は、コンピュータ歯学の世界的権威であるアルバート・メール教授（Prof.Albert Mehl）をはじめ、チューリッヒ大学歯学部インプラント科の教授陣が中心となって開催したものです。

この研修プログラムのオプション研修で、チューリッヒ州のビューラハにあるデビガス先生（Dr.Alessandro Devigus）のクリニックを訪問しました。チューリッヒはスイス最大の都市で、国際的な金融中心地としての顔も持つ街です。

開業医のデビガス先生の治療の最大の特徴は、画像技術を駆使し、卓越した審美歯科を追求していることにあります。口腔内はもちろん、患者の顔を左右上下などあらゆる角度で多数撮影することにより、徹底した審美歯科をきわめていました。

クリニックの一室は撮影のための本格的な機材が揃えられ、撮影スタジオになっています。

カメラとレンズはプロカメラマン以上の数を所有されています。

また、SNSによる情報発信を重視していることも特徴的でした。インスタグラムやユーチューブ、Xなど様々なプラットフォームで継続的に動画を投稿。特にインスタグラムでは、審美歯科用カメラのテクニックから最新ツールの紹介まで、たいへん役に立つ情報を日々配信されています。私も高い頻度で先生の発信を参考にさせてもらっています。

患者を治療するのはすべて個室です。絵画や彫刻など複数のアートで装飾された室内は、治療中もリラックスできるように配慮されていました。

待合室には、ジュークボックスまで設置されています。通院する患者さんたちに好評だそうです。私自身も懐かしい曲を聴かせてもらいました。

この本を読んでくださっている学生さんのなかには、ご存じない方もいらっしゃるかもしれません。ジュークボックスはレコードプレーヤーの一種で、複数枚の中から聴きたいレコードを選曲・再生できるマシンです。

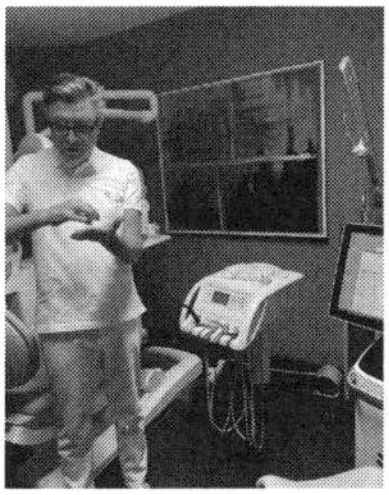
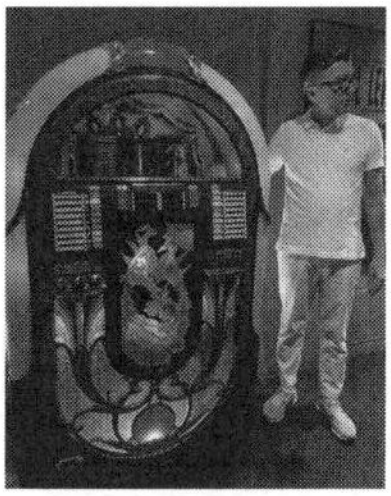

絵画やアートで落ち着いた空間を演出。待合室にはジュークボックスも置かれている。

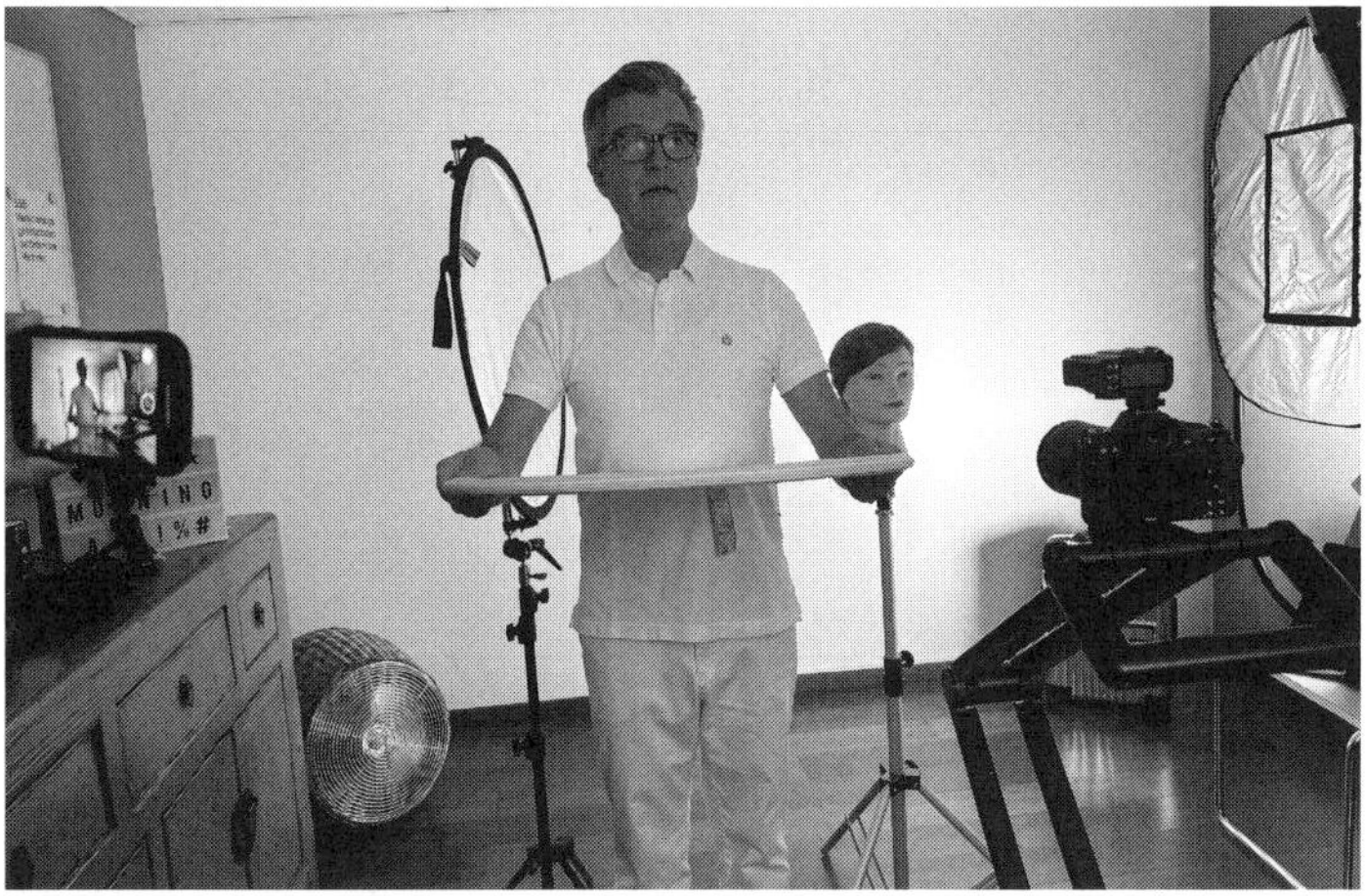

患者の口腔内や口元を様々な角度で撮影。
最適な立ち位置について説明するデビガス先生。

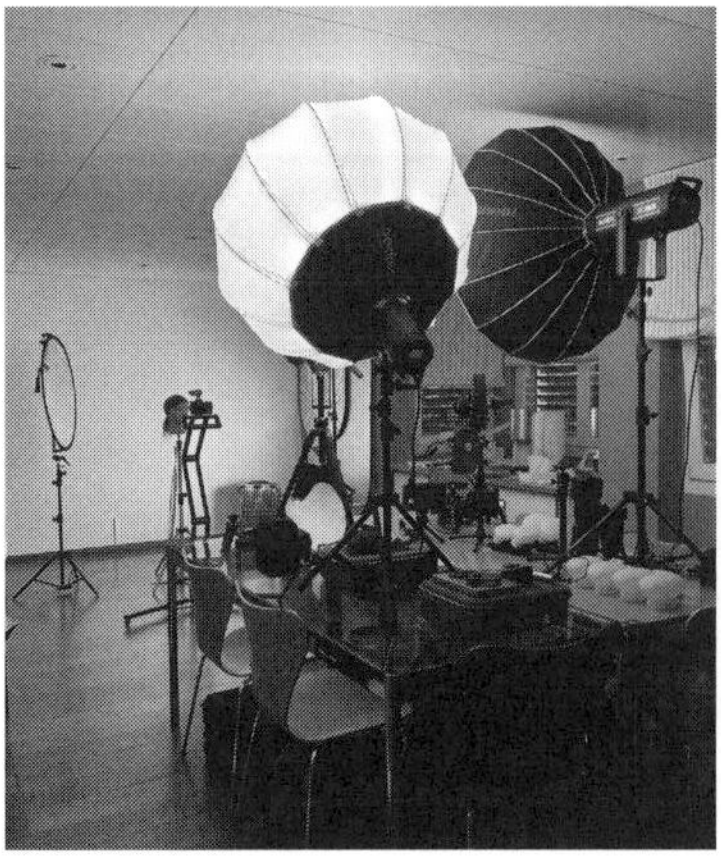

照明機材からプロ仕様のマイクまでがそろうクリニックの一室は、専用スタジオさながら。

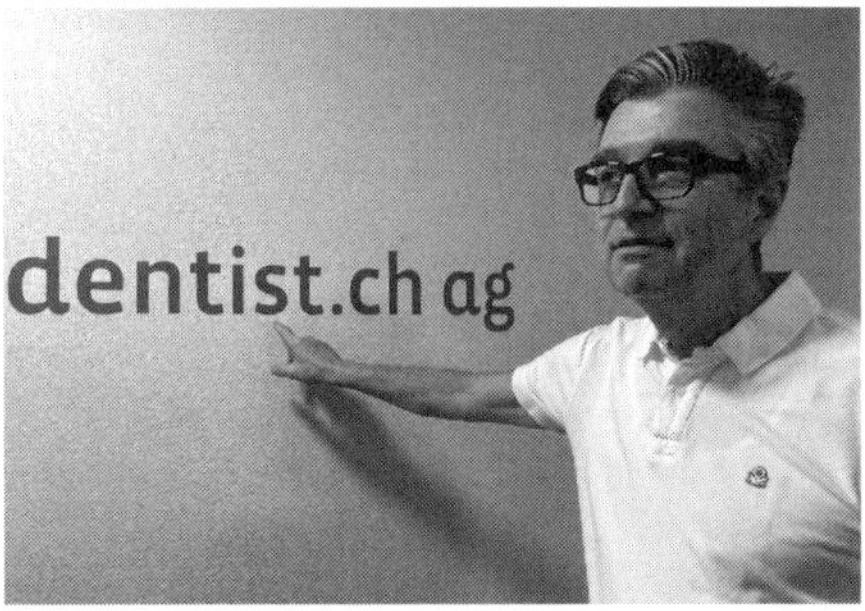

チューリッヒ州のビューラハにあるデビガス先生（Dr. Alessandro Devigus）のクリニックで訪問研修。

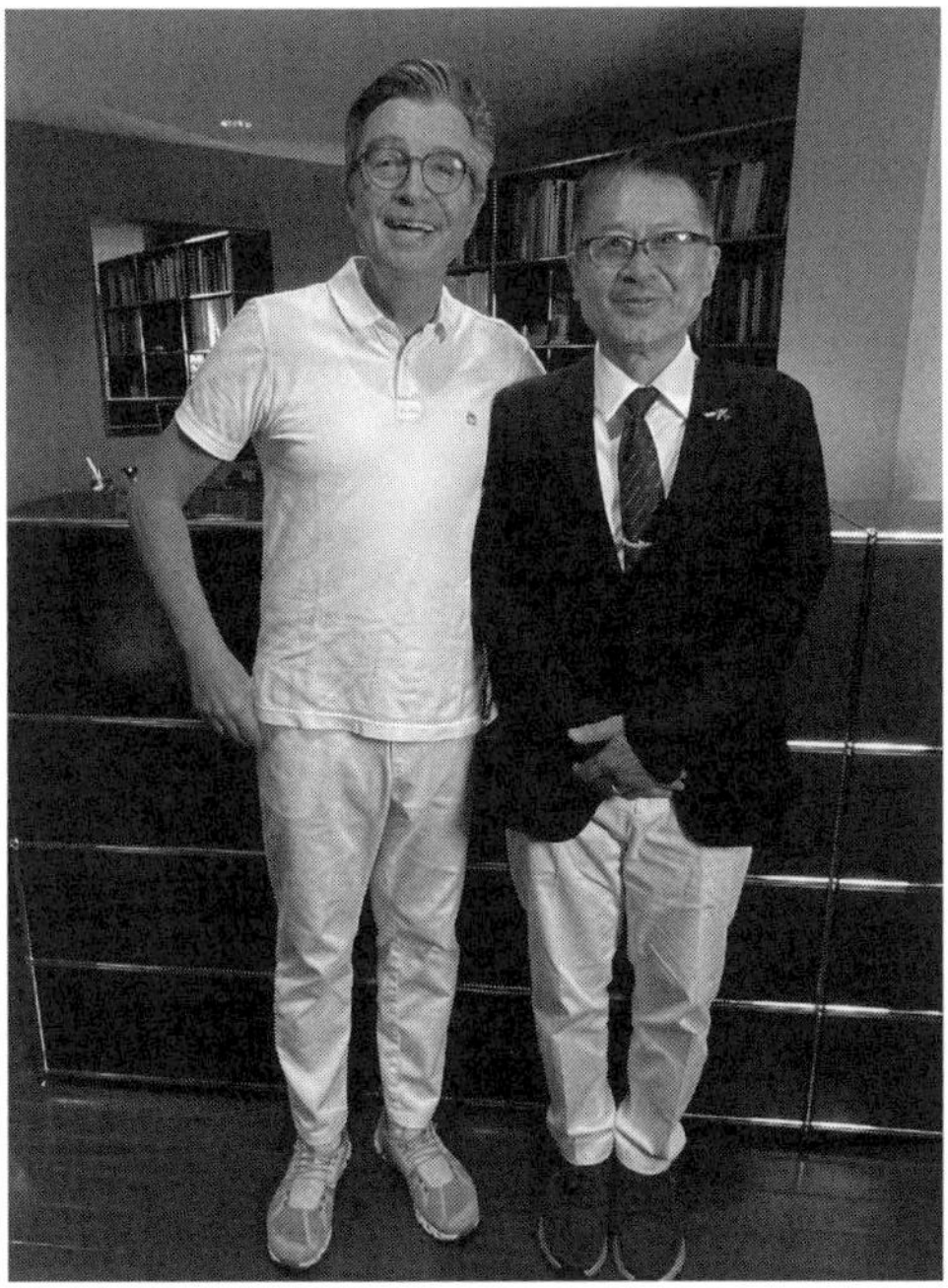

最新の歯科情報を発信するデビガス先生のSNSは、世界中の歯科医師が参考にしている。

第3章

従来の治療を変えたCAD・CAMシステム

速くて精密なCAD・CAM治療

第1章では、進化を続ける歯科材料とともに保険適用範囲も変化していることをお伝えしました。第2章では、最新の審美歯科について言及しました。本章では、最新システムを使って修復歯をつくる流れと技術的なお話をします。

皆さんは、CAD・CAMという単語を聞いたことはありますか? CADは、computer aided design の頭文字を取っています。コンピュータを使って設計する・デザインするという意味で、元々は工業用語です。

もうひとつのCAMは、computer aided manufacturing の頭文字で、コンピュータでデザインされた物、あるいは歯の詰め物(インレー)・被せ物(クラウン)を機械によって削り出す、という2つの意味があります。

このCADとCAMを使用して、修復歯をクリニック内で完成形にし、患者さんの治療を完結させられるという画期的なシステムがチェアサイドCAD・CAMです。チェアサイドというのは、歯科医師が一連の流れをチェアに座ったままで行えることを示しています。このシステムを導入することにより、修復歯を加工する工程の一部を外注したり、長時間を待機したりする必要がなくなります。このように、時短というメリットからみても、忙しい現代人にピッタリのシステムなのです。

もちろん、患者さんにとってもドクターにとっても、精密でハイレベルな治療を実現できることが最大のメリットであることは言うまでもありません。

当クリニックが、「セレック」を導入した理由はいくつもありますが、そのひとつが世界的な評価の高さにあります。世界中の歯科クリニックでもっとも使用されているCAD・CAMシステムがセレックなのです。

セレックシステムと治療の流れ 1

まずは、システムの全体像と流れのあらましをお伝えします。

セレックシステムの全体像から説明しましょう。

次ページ上の写真の右から、口腔内カメラ「プライムスキャン」（Prime scan）とＣＡＤ設計ソフトの「バイオジェネリック・ソフトウェア」。真ん中は歯を削り出すミリングマシン「プライムミル」（Primemill）。左は、焼成マシンのスピードファイヤー（speed fire）と、歯を自然な色あいに仕上げるためのステイン色づけ用マシンです。

治療の流れは次のようになります。

まずは、口の中を「プライムスキャン」を使用して撮影します。

次に、ＣＡＤを使って修復用の歯を設計します。具体的には患者さんのスキャンデータを取り込み、バイオジェネリックというソフトウェアを使って修復歯をデザインするイメージです。

その後、ＣＡＭのマシン「プライムミル」で修復歯を削り出します。

そして「スピードファイヤー」というマシンでセラミックの歯型を結晶化（クリスタライズ）。ジルコニア（人工ダイヤモンド）の場合は、焼成（シンタリング）という作業をスピードファイヤーで行います。

最終仕上げとして修復歯に着色します。

これで、修復歯が完成します。

セレックシステム

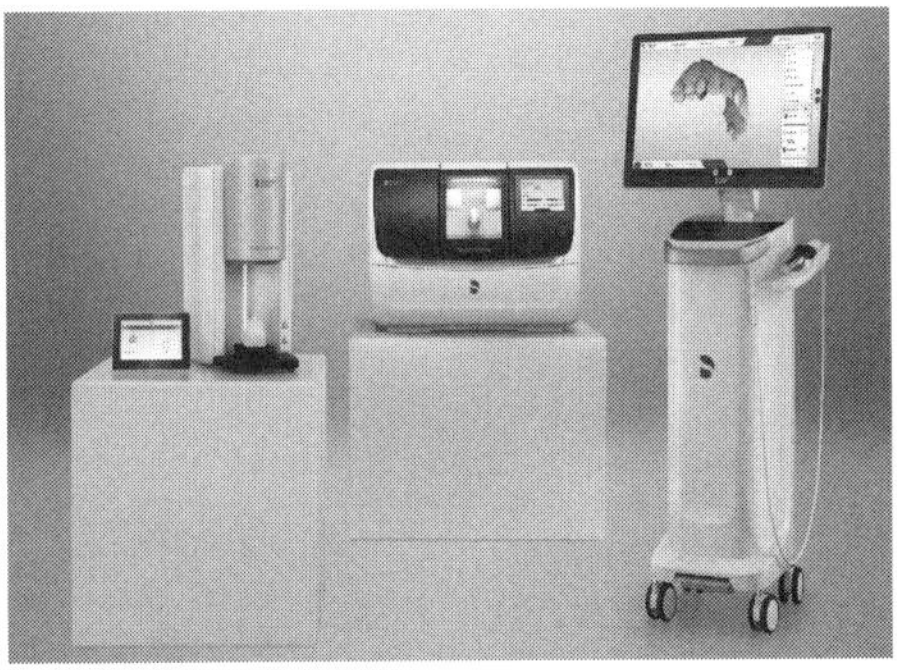

セレックシステム全体　　写真提供:デンツプライシロナ

セレック治療の流れ

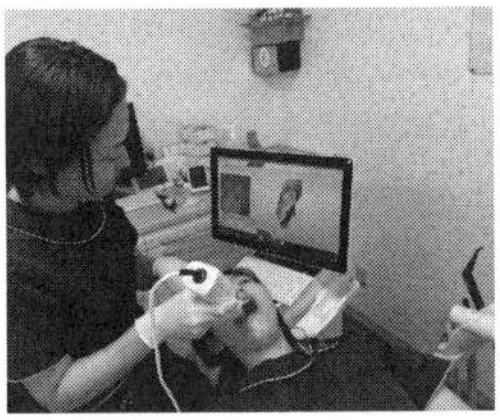

口腔内カメラ・スキャン
（プライム・スキャン）

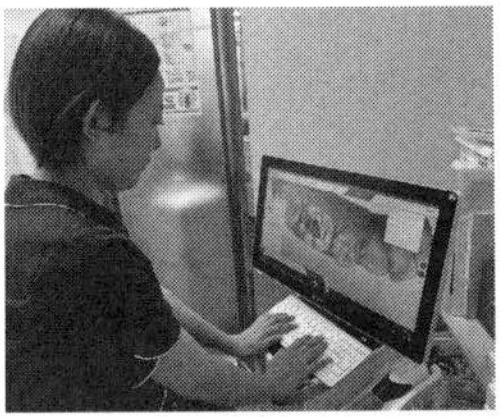

デザイン・設計
（CAD）

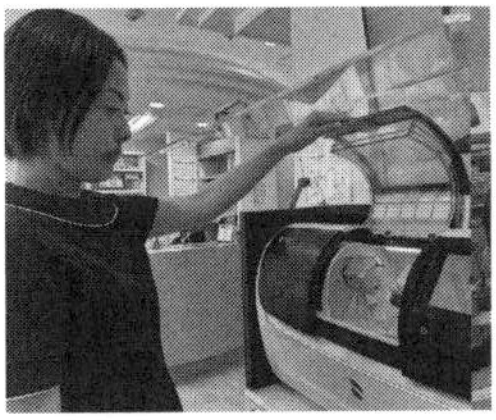

プライムミル・切削
（CAM）

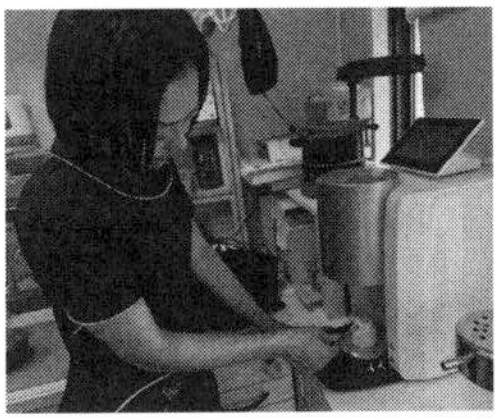

焼成・仕上げ
（スピード・ファイヤー）

セレックシステムと治療の流れ 2

当クリニックは、システムをトータルに揃えたことにより、治療のための詰め物・被せ物作成の工程すべてを院内で完結させられます。ここで、私が使用しているセレックシステムを例に、修復歯完成までの全体の流れを各機器の特長とともに解説します。

Step 1　光学印象

●小型カメラ「ＩＯＳ」…患者さんの口腔内へ小型カメラの先端をさしこみ撮影します。これを光学印象と呼びます。

歯科治療のために口の中を撮影する小型カメラ。日本での普及はこれからといったところですが、じつはすでに世界各国で20社以上のメーカーから販売されています。

当クリニックで主に使用しているスキャナーは2タイプ。デンツプライシロナ社のセ

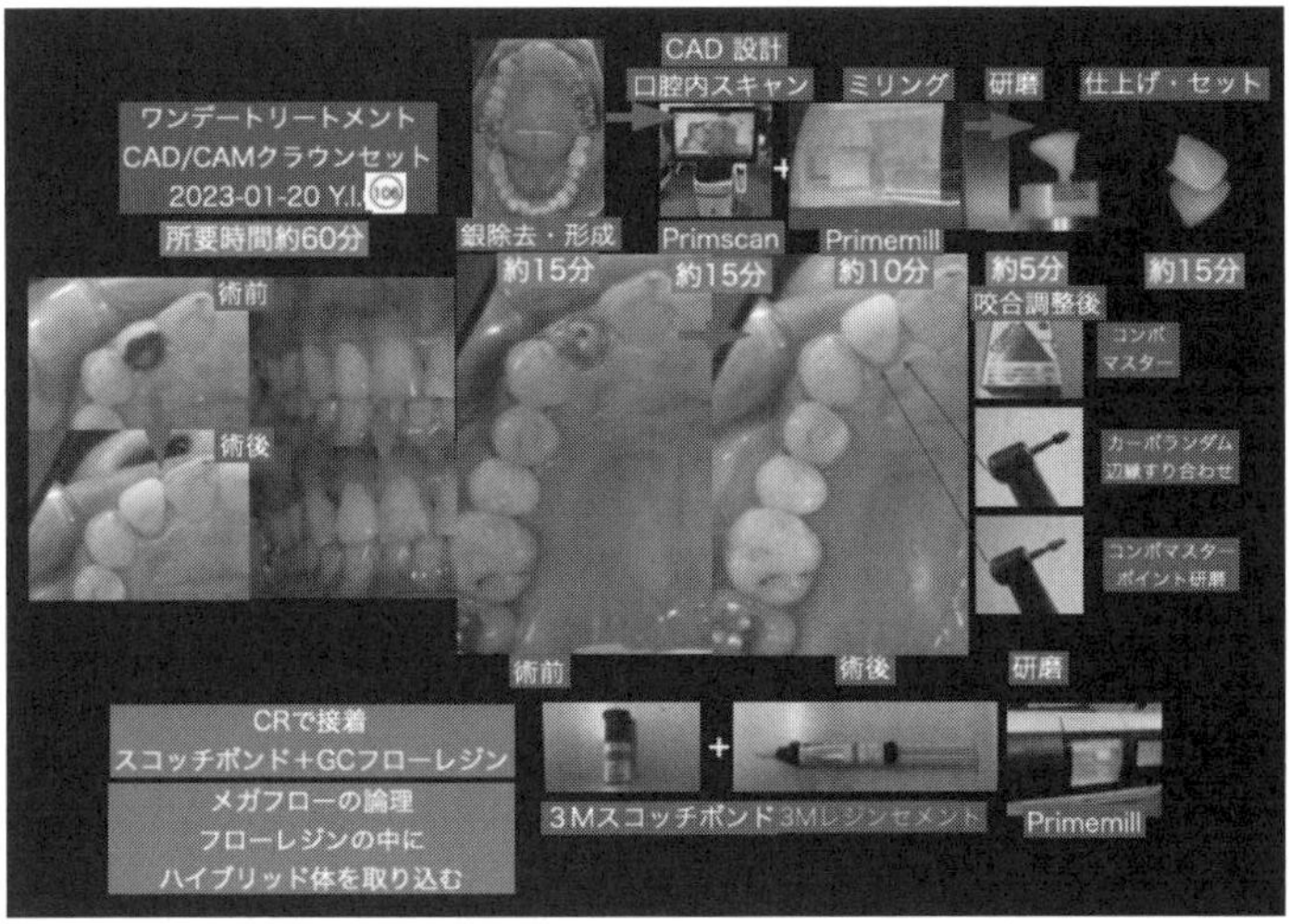

院内でのCAD・CAMの補綴の流れ

レックとアライン・テクノロジー社のアイテロ（iTero）です。このような小型カメラを使用して歯型を印象することを光学印象と呼びます。

これに対して従来は、粘性のあるピンク色や紫色などの材質を歯に強く押しあて、時間経過とともに硬く固形化することによって歯型をとっていたわけです。

しかし、その方法はコロナウイルスの影響もあり、海外では使用されなくなってきています。従来の印象材で歯型を取る方法では、病原性微生物を媒介する危険性があるからです。コロナが収束したあとも、過去の印象材に戻る気配は一向に見られず、すごい勢いで光学印象が普及しています。

スイスのチューリッヒでは、普及率はなんと90%を超えています。またヨーロッパでは、北アフリカ地域を含めても約46%の普及率です。アメリカは約半数が光学印象になっています。

一方、日本は出遅れています。口腔内用の小型カメラを保有している歯科医院をみると、２０２４年現在、全体の約15%程度の普及率にとどまっています。

実は、この原稿を執筆中にビッグニュースが飛び込んできました。それは、今年6月より口腔内カメラが一部（インレーに限り）保険適用になったということです。国内でも一気に光学印象が普及し、ＣＡＤ・ＣＡＭでの臨床が当たり前になっていくと予測しています。

日本国内でアイテロの用途をみると、当クリニック同様に約8割のクリニックがマウスピース矯正用として使用しています。そして約2割のクリニックが、修復歯のために使用しています。ところが、海外では真逆で、修復歯のために使用される割合が8割。残りの2割がマウスピース矯正の用途で使用されています。

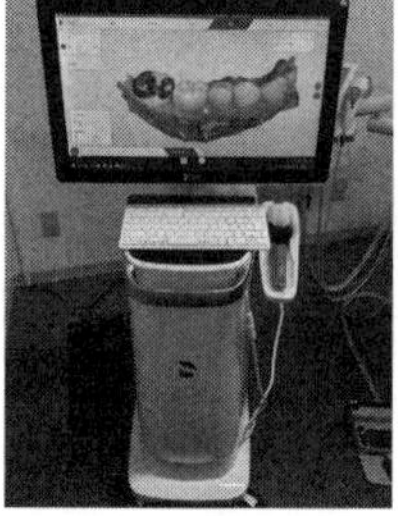

口腔内カメラ「IOS Intra Oral Scanner」とCAD

Step2 設計

●CADソフトウェア「バイオジェネリック・ソフトウェア」…小型カメラで撮影したデータをもとに修復歯の設計データを描きだします。

セレックシステムのなかでも、修復歯のデザイン設計をする「バイオジェネリック・ソフトウェア」は秀逸です。最先端のＡＩ（人工知能）を活用した画期的なソフトウェアで、必要なデータを入力後、すぐに修復歯の設計を提案してくれるというスグレモノです。

インプットからアウトプットまでの時間は、わずか数秒。長くても10秒ほど。あっという間に、最終的な修復歯の形状を細部にわたるまでシミュレーションし、ビジュアル化してＰＣの画面に表示してくれます。このソフトの開発にあたっては、あらゆる人種の約1万個体の健全な歯のデータを集積。その特徴を解析して健全歯だった時の歯の形態を想定して再現してくれます。

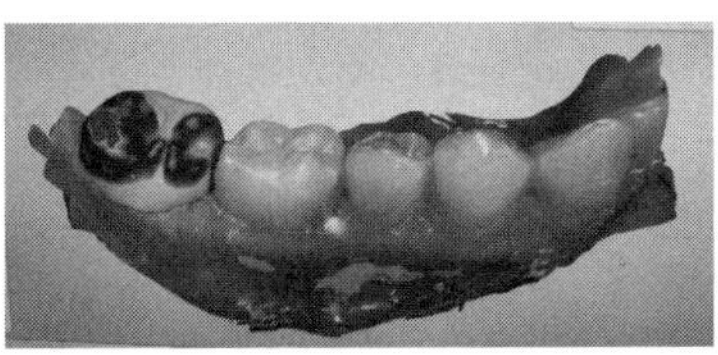

セレックソフトの
「バイオジェネリック・ソフトウェア」

このバイオジェネリック・ソフトウェアの開発者は、チューリッヒ大学コンピュータ歯学のメール教授です。筆者は、２０２３年６月にチューリッヒ大学でメール教授(Computerized Dentistry Prof.Albert Mehl)による研修を受講し、サティフィケートを授与されました。充実したスイスでの研修についてはコラムで記します。

Step３　加工

●ミリングマシン「Primemill」…設計データをもとに、修復用の歯を削り出すための器械です。

修復歯の材料となるブロックをマシンにセットします。CADで設計したデータを受け取り、ブロックを設計どおりに削り出します。とても滑らかな表面や、精密な嚙み合わせ面を作り出します。これがCAMです。

このCAMの日本での普及率は約10％ほど。小型カメラを保有している歯科医院に比べて、CAMを備えている歯科医院は少ない、ということになります。

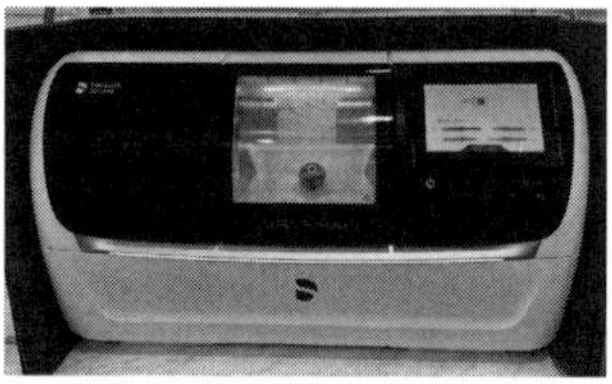

歯を削り出すための
ミリングマシン「Primemill」

当クリニックでは、待合室に設置したＣＡＭで削り出しを行います。ＣＡＭを待合室に設置したのには理由があります。

患者さんにご自身の詰め物や被せ物を制作する過程を見ていただきたいからです。この発想は、うどん屋さんの店内で、職人さんが手打ちする様子をお客さんに見てもらうのと似ていると思います。

削り出しの工程では、詰め物になるブロックを切削する際に騒音が生じます。当院の歯科衛生士のご主人の会社（木成ゴム株式会社（大阪））で特別に透明なアクリル板でガードを作っていただき、それを設置し、遮蔽板が無い空間と比較して約３分の１以下の音にまで低減させられました。今では、削り出しの作業中であっても、患者さんが気にならない程度まで静かになっています。

プライムミルを使用して
歯を形成する工程をご覧いただけます。

プライムミル作製動画

セレックセラミックの仕上げ工程

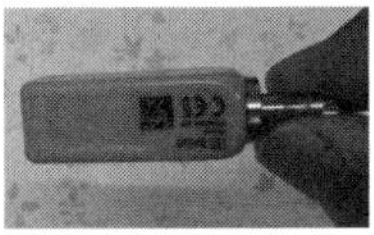
ガラスセラミック（e.max）のブロック

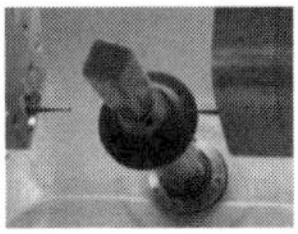
プライムミルの内部にブロックを差し込みセットした様子

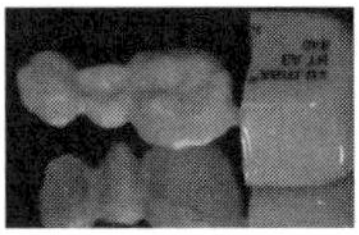
削りだした後のブロック

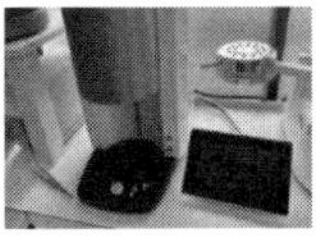
スピードファイヤーでクリスタライズ（結晶化）

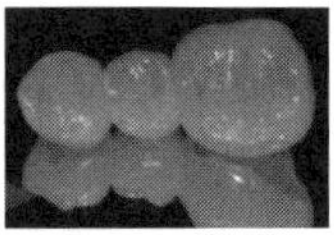
修復歯の完成

3本ブリッジのセラミックの症例で、ツービジットで完結しました。ガラスセラミックの素材を使用。

Step 4 シンタリングと仕上げ

●高速シンタリングマシン「speedfire」…削り出し加工を終えた修復歯を焼成したり、結晶化させたりします。

　セラミックの歯型を結晶化（クリスタライズ）します。ジルコニア（人工ダイヤモンド）の場合は、シンタリング（焼成）という作業を行います。

　ここまでで約8割ほどの作業を終えています。あとは院内の技工士さんが、修復歯を研磨。そして、色をつける「ステインニング」という作業を行いキャラクタライズします。最終段階まで器械に任せるのではなく、重要な最後の仕上げは人の手で行います。

完成

このような工程を経て修復歯が出来上がります。

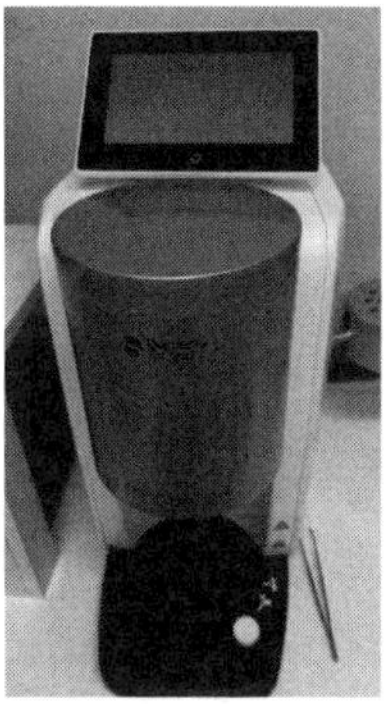

修正用の歯を結晶化（クリスタライズ）と、焼成（シンタリング）が可能なマシン「speedfire」

最高峰のシステム「セレック」誕生とCAD・CAM開発のはじまり

ここで、CAD・CAMの歴史を振り返りましょう。

まずは黎明期までさかのぼります。1985年、ドイツの電機メーカー「シーメンス」で、プロトタイプ（試作機）となる機器が開発されました。

当時、初期の開発に携わった人物は二人いました。そのうちの一人は、現在、スイスのチューリッヒ大学歯学部で教鞭をとるメルマン名誉教授。もう一人はすでに他界しています。

その後の技術開発やプロトタイプの生産は、世界的な歯科医療用製品メーカーであるアメリカのデンツプライシロナ社に権利が譲渡されます。それ以降、あらゆる面でさらに進化して現在に至ります。

＊

ＣＡＤ・ＣＡＭが誕生することになった最大の要因を説明しましょう。なぜ40年前に、チューリッヒ大学を中心に、このセレックが研究・開発されたのか。それは、歯科治療で使用されるレジンの扱いにくさに起因したのです。

この開発のコンセプトになったのは、メガフィラーでした。フィラーとは、歯科治療において、修復材質の強度を高めるために、材質の中に混入されている「目に見えない小さなセラミックの粒子」のことです。

この粒子の含有量でコンポジットレジン（従来のプラスティック素材）の収縮や膨張率が決まります。もちろん収縮や膨張率が小さい方が、歯との接着は長期にわたり安定します。そのためコンポジットレジン充填を行う際に、虫歯を除去してできた穴にコンポジットレジンを充填します。

穴より１５０ミクロンほど小さく削り出したセラミックを巨大なフィラーとして、コンポジットレジンと同時に充填することにより収縮や熱膨張を最小限にコントロールし、かつ充填物の強度も確保されるため、良好な長期予後が期待されるわけです。

大きな穴があいた虫歯の治療では、その穴にコンポジットレジンの詰め物をする治療法が一般的で、そのコンポジットレジンと一緒に詰めるセラミックの塊がメガフィラー＝「大きな詰め物」なのです。サイズが大きなため用語に「メガ」が追加されています。この手法が、ＣＡＤ・ＣＡＭを併用して行われるメガフィラー併用法コンポジットレジン充填として、世界では広く認知されています。日本国内では残念ながら健康保険治療では認められていません。左記に一般的に行われるコンポジットレジン充填治療について解説いたします。

一般的に保険診療で行われるコンポジットレジン充填治療はとてもポピュラーなのですが、じつは欠点がありました。

虫歯の穴にレジンを充填して、それから光を照射してレジンを硬化させます。この硬化させるときに、レジン

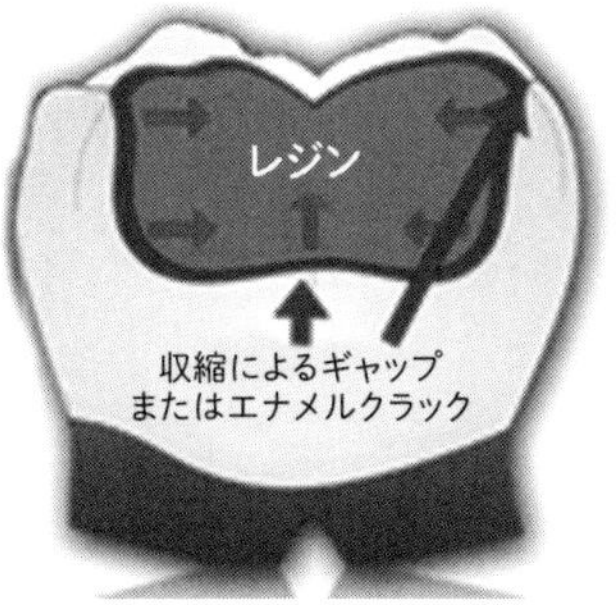

監修の北道先生制作のイラストより

の収縮が起こります。レジンが収縮するときに、レジンと接着してあった天然歯のエナメル質が持ち上がってしまうのです。

持ち上がるときには歯全体に力が加わってしまうため、マイクロクラックという小さな亀裂が入るのです（前ページの図参照）。

その結果として、歯がしみたり疼《うず》いたりする、深刻な症状を引き起こします。さらには、その亀裂が原因で充填物が壊れてしまうことすらあります。

この回避策は、材質強度を高めるために、詰め物のレジンに微細なセラミックを混入させることしかありませんでした。

レジンを使った虫歯修復の行き詰まりに端を発し、これを根本から変えようと研究が続けられ、ＣＡＤ・ＣＡＭの開発へとつながっていくのです。

最先端生体材料・バイオミメティクス　～最新技術１

次に紹介するのは、バイオミメティクスというコンセプトです。

天然歯の構造

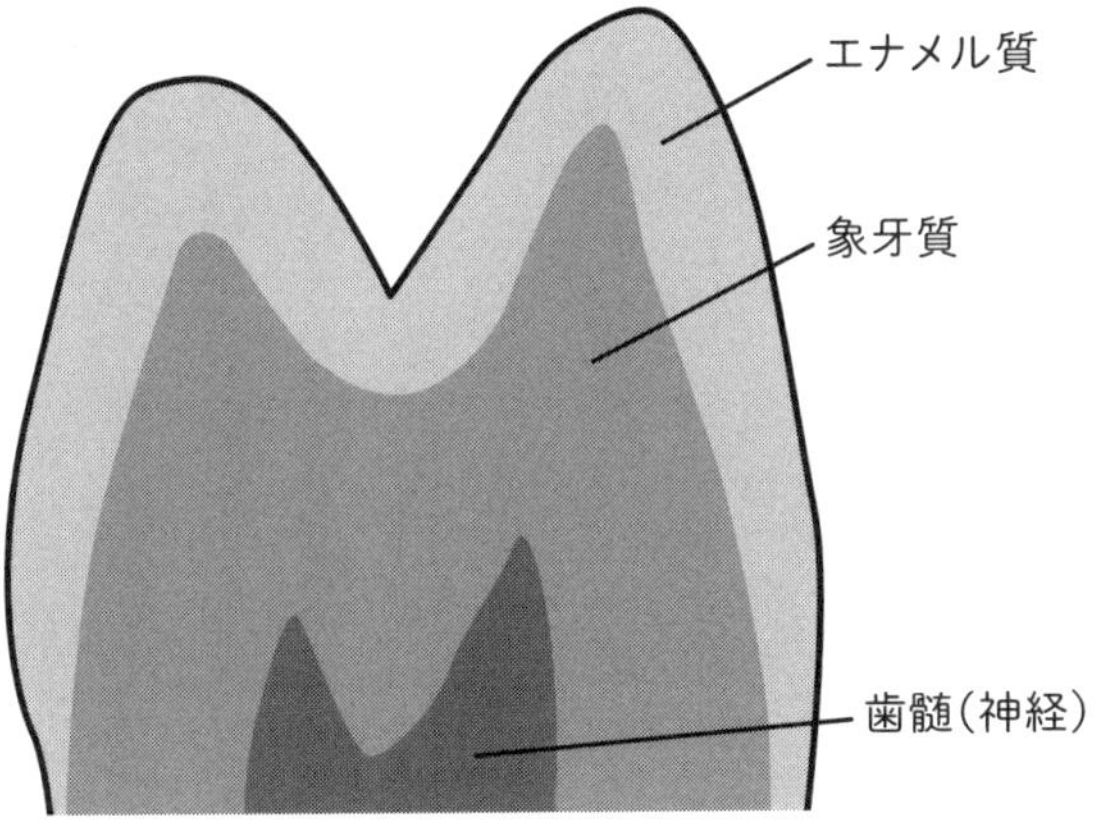

バイオミメティクス

天然歯を模倣した構造=バイオミメティクス

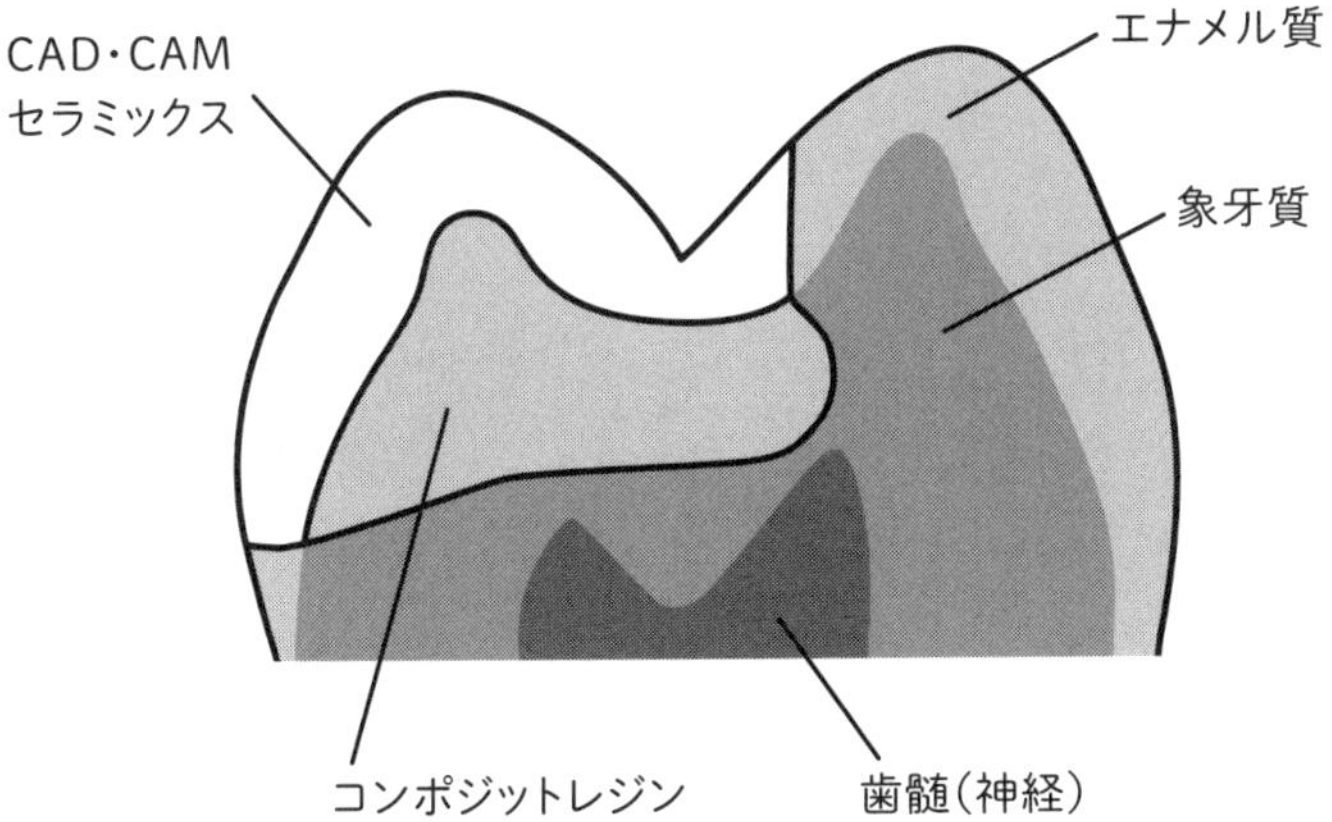

バイオミメティクスとは、「生物の構造や機能、生産プロセスを観察、分析し、そこから着想を得て新しい技術の開発や物造りに活かす科学技術」という意味です。用語としては、１９５０年代にアメリカの神経生理学者オットー・シュミットが初めて使用しました。日本語に訳すと、生物模倣技術、あるいは生物模倣。

例えば、トンボなど昆虫の目をイメージしてください。あの目は、生物界のなかでも極めて発達した器官なのです。トンボなど昆虫の目の仕組みを調べたところ、なんとその形状はレンズになっていました。そのレンズの仕組みを応用して、今我々が使っているカメラが開発されました。その応用で、歯の解剖学的構造をまねて、歯髄の上の象牙質の層をコンポジットレジンを使って作り、その上にエナメル質に代わるハイブリッドやセラミックで補綴することが理にかなっています。

IDS・デンチンシーリング　～最新技術2

ＣＡＤ・ＣＡＭが優れているのはメカニカルやソフトウェアに限ったことではありま

せん。このCAD・CAMを下支えする技術もまた素晴らしいものです。

歯の中には、動脈、静脈、リンパ、そして神経細胞があります。それらを総称して歯髄《しずい》と呼びます。よく治療で「神経を抜く」と表現されるのは、歯髄を取り去るという意味です。神経細胞だけを取り去ることはできないため、歯髄ごと除去することになるのです。つまり、歯の中にある動脈、静脈、リンパも一緒に除去してしまう、ということになります。

これは、大変なダメージがあり、歯の半分は死んでしまうようなものです。そして、一度、神経を抜いてしまうと、元には戻れません。不可逆性の治療になるので、なるべくなら神経を取らない治療が望ましい、と言えます。

それでは、なぜ、神経を抜いてしまうのでしょうか。具体的に説明しましょう。

大きな虫歯があるケースを例にします。その虫歯になっているエナメル質と象牙質を取り除き、虫歯（う蝕）検知液を使用して、軟化象牙質も徹底的に除去します。感染した象牙質を残しておくと、また、虫歯の再発を起こす原因になりかねないからです。虫歯が再発すると、詰め物や被せ物の脱落を起こすこともあります。

このように虫歯を処置した後に詰め物の型取りを行い、1週間程度の時間をあけて修復歯をセットすることがほとんどです。

しかし、虫歯を治療したあとに、歯がしみるとか歯が疼くといった症状が出ることがあります。これには、理由があります。

エナメル質から象牙質まで虫歯が進行している場合は、その虫歯になった穴の部分は、象牙質の表面が露出しています。その表面には、象牙質から歯髄（神経）までつながる、象牙細管と呼ばれる細い管が剥き出しになっています。

その剥き出しになった象牙細管に刺激が伝わると歯がしみるようになります。これを象牙質知覚過敏といいます。さらに菌が侵入すると、感染が起こり、炎症が歯髄まで及びます。そうならないように、つまり菌をそれ以上侵入させないために、神経を抜いてしまうという選択をするわけです。

菌はどのくらいの時間で象牙細管に侵入するのか、実験した研究者の北大歯学部小児歯科の谷口先生、八若先生たちがいます。

ヒトの乳歯の歯髄を使った実験で、虫歯リスクが高い人では虫歯の処置後52時間経つと象牙細管に虫歯菌が侵入していたと報告されています。虫歯リスクが低い人でも、処置後56時間後に虫歯菌が侵入していたことが明らかになっています。

また、虫歯菌ではありませんが、虫歯を引き起こす際に虫歯菌と共同作用すると言われ

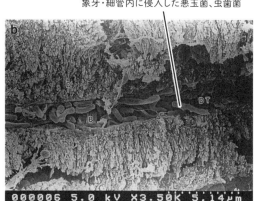

ハイリスクの人で、52時間後には、象牙細管にミュータンス菌が侵入する。ローリスクの人でも56時間ほどで、電顕像で確認できる。「乳歯感染根管における根管象牙質内への細菌侵入について」(北大歯学部小児歯科教室　谷口、八若、小島、小口らの研究)より

ている乳酸菌のラクトバチルス菌にいたっては、処置後12時間後に侵入していたと報告されています。

この実験結果からもわかるように、処置後、特に神経を取り去っていない場合には1週間もの間を空けることなく、できるだけ迅速に詰め物・被せ物をセットする必要があることは明白です。

理想的には、処置したその日に、詰め物や被せ物をセットして治療を完結させることです。これをワンビジットトリートメントと呼び、第2章でもいくつかの症例を紹介いたしました。

細菌の感染リスクを考え、当クリニックでは、一日で完結するワンビジット治療を推奨

しています。しかし現状の保険制度では、虫歯治療用に型を取り、その後に詰め物・被せ物をする場合は、日にちを別日にしなければならない、とされています。つまり残念ながら保険診療では、ワンビジットで治療を完結することはできません。

虫歯菌が52時間で侵入するなら、1週間後に来院されても手遅れです。そこで、有効な技術が登場しました。それが、イミディエイトデンチンシーリング（ＩＤＳ）と呼ばれる、シーリング技術です。これは、剥き出しになった象牙細管を特殊な薬で処理して、菌が入ってくる象牙細管の表面を薬物で封鎖してしまうというもの。つまり菌が侵入しないように薬剤で表面を固めてしまうのです。

エッチング・プライミング・ボンディングと呼ぶ、３つの作業をして下準備をする技術です。この下準備により、１００パーセントではなくても、何もしないままの状態よりも絶大な効果があります。

ＩＤＳという優れた感染予防により、虫歯の感染リスクをかなり低減できるようになりました。

強力さを増した接着材　～最新技術3

各メーカーの開発・研究により、進化した製品が次々と市場に登場します。修復歯を天然歯と接着させるためのボンドもそのひとつ。製品が改良されているのはもちろんですが、接着前の処理工程も含め、強固に接着させるための技術も年々、進化しています。

当クリニックで採用している接着剤はクラレノリタケの「メガボンド2」という製品です。メガボンド2は、プライマーとボンディング材の2材を使用して2ステップで接着していく材料です。私はこの接着剤は、世界最高峰の接着力を有していると考えています。その根拠となっているのは、筆者が接着力の強さをテストした実験結果にあります。抜歯した牛の前歯を使った破壊実験です。どのような実験を行ったか、簡単に説明します（次ページの写真）。

まず、牛歯表面のエナメル質と象牙質をフラットに削ります。

次に、そこへプライマー、次にボンディング材を使用します。そこに流し込むタイプのフロアブル・レジンを積み上げて盛り上げ、光重合させせました。光重合とは、光を照射して分子レベルで結合させることです。

そして今度は、その盛り上がったレジンにハンマーを叩きつけました。強さ度合いは測っていませんが、明らかに口腔内では起こらないと思われる力で打撃。これを10回ほど繰り返しました。

それにもかかわらず、そのレジンは牛歯の表面からはがれたり落ちたりせず、壊れることもひび割れることもありませんでした。

実験結果から、非常に強力な接着材であることを証明できました。ここまで高い接着力を誇る製品が開発されています。

この実験結果が示しているのは、メーカーが指定するとおりの工程で接着を行えば、簡単に修復歯が外れるようなことは起こらない、ということです。接着力に問題があるとすれば、それは接着ステップを指定されたとお

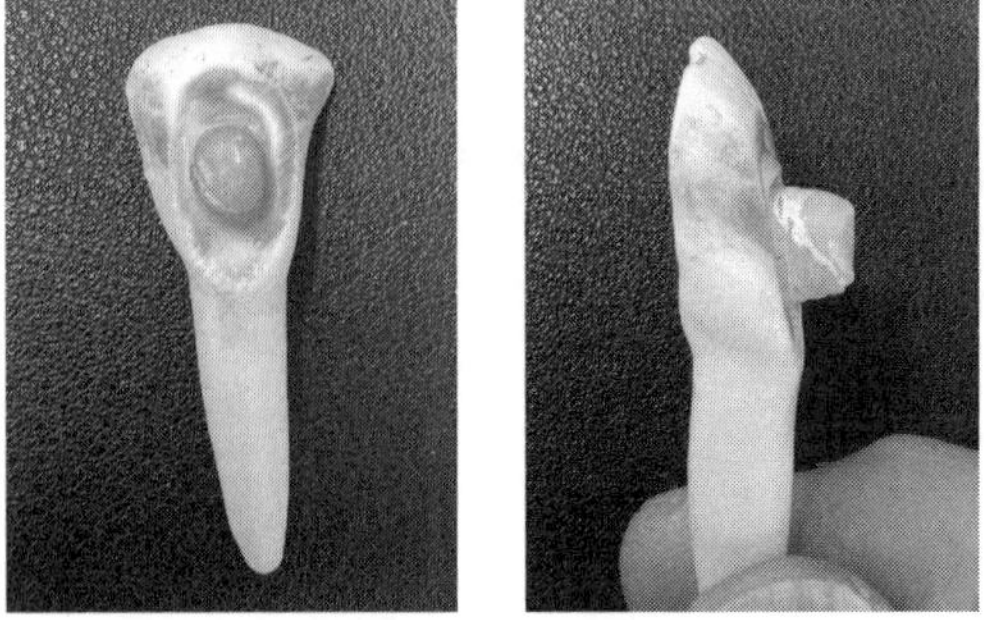

実際に筆者が実験で使用した、牛歯の試験片

りに行っていない、ということが考えられます。

吉岡歯科クリニックに導入するまで

また、CAD・CAMの技術は、この数年で飛躍的な進化・発展を遂げています。私が院長を務める吉岡歯科クリニックでは、2020年よりこのCAD・CAMシステム導入の検討を開始しました。

2022年3月、インプラント講習会で偶然に席が隣になったのが、姫路市にある岩田歯科医院(https://iwata-dc.net/)の院長・岩田晃司先生でした。岩田先生は、すでにCAD・CAMシステムを使用して治療をしていらしたのです。実際の治療に関するさまざまな事柄を質問させていただき、しばらく抱えていた疑問が解消。私のなかで、導入に向けたイメージがふくらみました。

そして同年の6月には、私が世話役を務める歯科勉強会である大阪P&P研鑽会で、岩田先生を招いてオンライン勉強会を開催する運びとなりました。ちなみにこの大阪P&

P研鑽会の母体は、東京P&P研鑽会といい、神田橋デンタルオフィス（https://www.kandabashi-dental-oral.com）の帆足公人先生が主宰しています。

その勉強会を実施後、多くの歯科医師仲間の先生方がCAD・CAMに興味を持ち、「ぜひ、実機を見ながら見学実習を行いたい」という依頼が多数寄せられました。そこで、同年10月には、岩田歯科医院で研修会を開催したのです。

岩田歯科医院では、複数台IOS光学印象機器を備え、用途によって使い分けていました。IOSとはIntraoral Scannerの略で、患者さんの歯型を取るために、口腔内を撮影する小型カメラのことです。

岩田歯科医院の設備は大変な充実ぶりで、私をはじめ参加者全員が感銘を受けてしまったほどです。院内に隣接したスペースには歯科技工のラボが併設され、医院の待合室からその様子を見学することまでできる徹底ぶりでした。

今にして思えば、あのとき岩田先生に出会っていなかったら、私はまだCAD・CAMを使用していなかったかもしれません。導入に踏み切ってよいものか迷っているときに、岩田先生が提供する最先端の歯科治療を実際に見る機会を得られたことが、一歩を踏み出すきっかけになったことは間違いありません。歯科に従事する後進を後押しするかのように、多くの助言をいただいたことに深謝しています。

そののち、ＣＡＤ・ＣＡＭシステムの導入を決断。デンツプライシロナ大阪支社より、最新機器を購入するに至りました。光学印象機器の「プライムスキャン」、補綴を形成する「プライムミル」、セラミックを焼成する機器「スピードファイヤー」。この３台による最新歯科治療を２０２３年3月にスタートさせました。

その購入費用は、私にとっては高額なものでした。歯科医療器械に多額の投資をすることになりましたが、結果としてそれからというもの、朝から晩まで大変忙しく稼働する日々がはじまりました。

その後もさまざまな研修会・講習会に参加。なかでも印象的だったのは、きたみち歯科医院（https://www.kitamichi-dc.com）院長の北道敏行先生による技術指導でした。北道先生は、日本歯科界のＣＡＤ・ＣＡＭ先駆者の一人で、日本臨床歯科ＣＡＤＣＡＭ学会会長を務めています。

その技術指導が行われたのは、白水貿易主催のＣＡＤ・ＣＡＭ講習会での実習でした。実際にＣＡＤ・ＣＡＭの技工物を作り出し、ステイン着色で技工物の歯に色をつけるという、かなり実践的な内容。歯科医師が実際に行う工程のため、その後の治療に非常に役

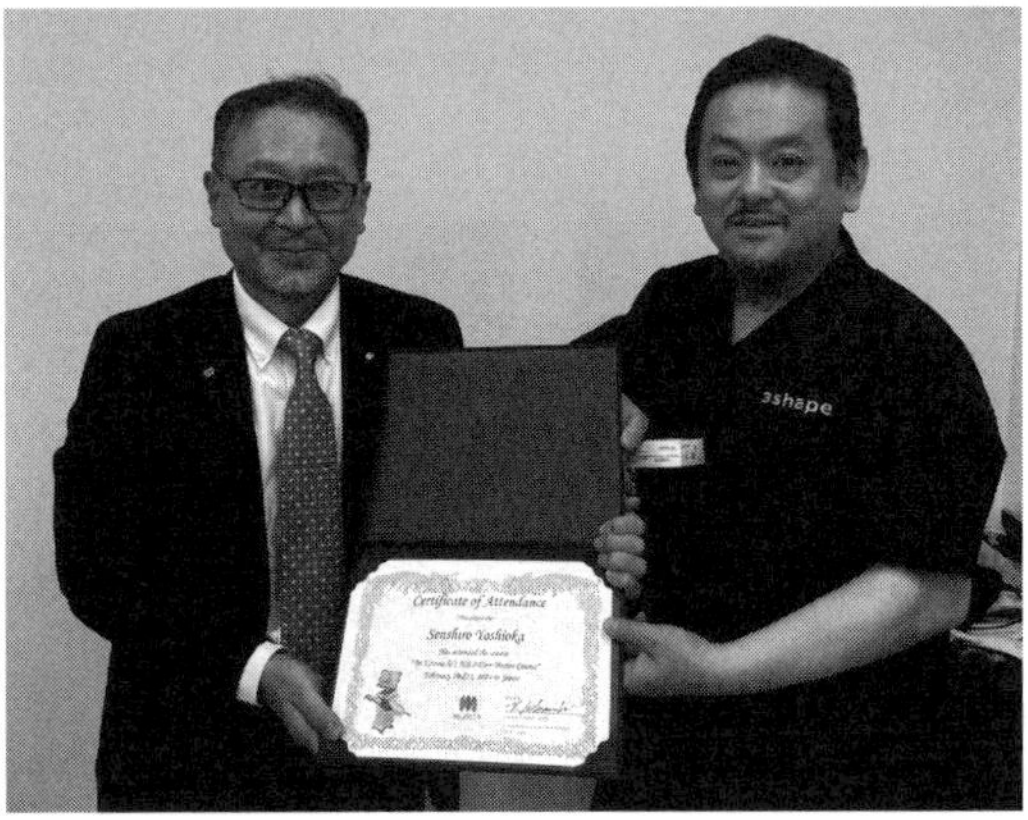

歯科研修会「北道道場」にて
北道敏行先生（写真右）より修了証授与。

立ちました。これからＣＡＤ・ＣＡＭの技術を学んで臨床にとり入れたいと考えている歯科医にとって、北道先生が主催する勉強会「北道道場」（姫路市）は最適な学びの場であることを書き添えておきたいと思います。私はこの勉強会で大変、多くの知識と技術を修得しました。

しかし私にとって北道道場での学びは、単に基礎を固めて応用力をつけただけにとどまりません。北道先生の歯科医としてのあり方について刺激を受けたと同時に、今後のＣＡＤ・ＣＡＭでの治療の未来について考えさせられました。先輩歯科医師の治療への向き合い方に、歯科医の一人として希望と勇気をもらったのでした。

コラム

スイス研修記2

インプラント研究における世界的権威　チューリッヒ大学での研修

チューリッヒ大学歯学部は、ＣＡＤ・ＣＡＭやインプラント分野の研究で世界の歯科治療をけん引する存在です。世界トップレベルの最先端技術を学ぼうと、歯科治療のレベルアップを目指す歯科医が、チューリッヒ大学の研修に集まりました。

３日間にわたって開催された研修の主な内容は、チューリッヒ大学歯学部病院での講義、実習、ディスカッション、治療計画セミナー、ハンズオン、ライブオペ見学など。セレックに関する座学と実習のほか、実際の患者さんを治療しながらのライブ見学もありました。講義は、英語とドイツ語で進められ、通訳されました。

こうして3日間の全プログラムを終え、無事に修了証を授与いただきました。今回の研修は、東京銀座で開業されているカザマデンタルクリニック（https://kazama.dental）の風間龍之輔院長によるコーディネートで実現しました。風間先生は、チューリッヒ大学に留学・客員研究員を経験されています。多大なご尽力をいただいたことにこの場を借りて御礼を申しあげます。

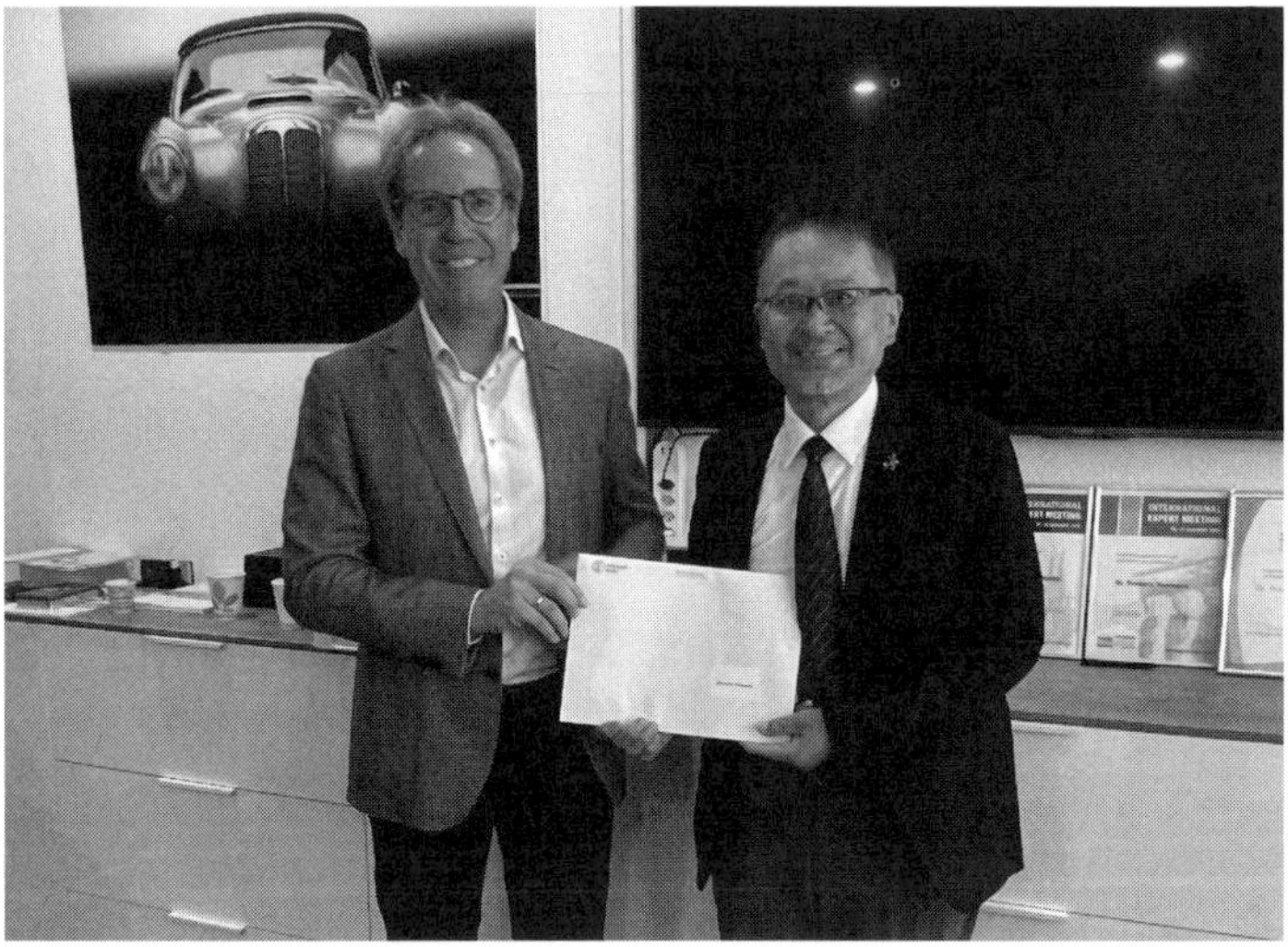

チューリッヒ大学のメール教授より
3日間の研修の修了証を授与された。

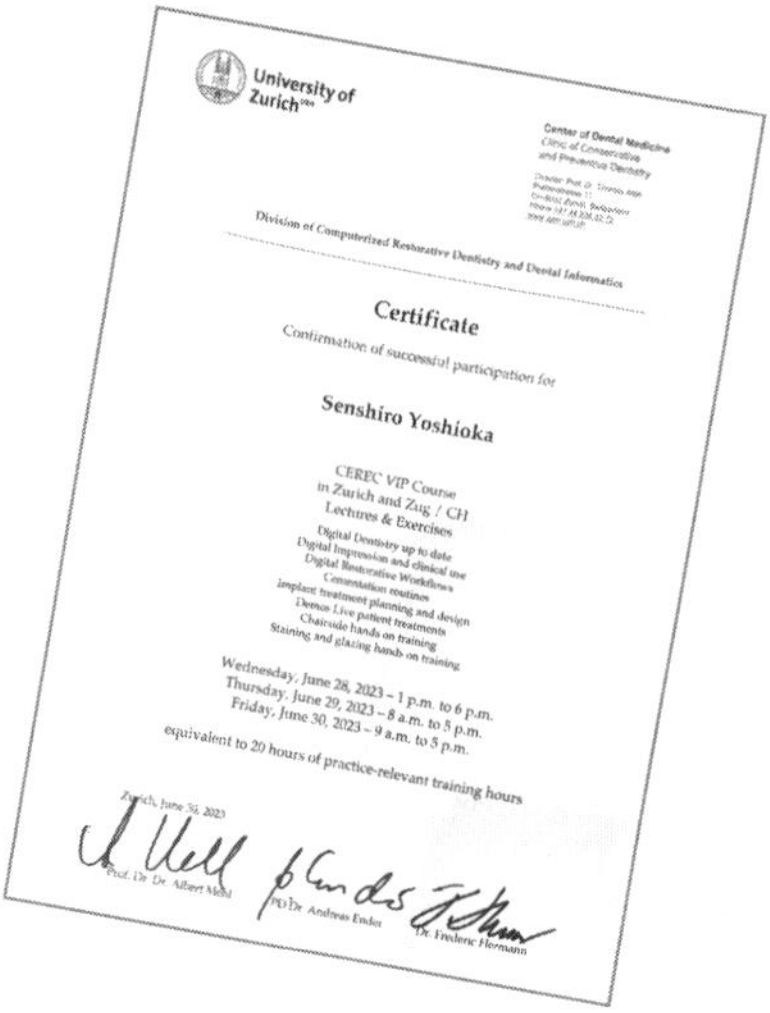

University of Zurich

Center of Dental Medicine
Clinic of Conservative
and Preventive Dentistry

Division of Computerized Restorative Dentistry and Dental Informatics

Certificate

Confirmation of successful participation for

Senshiro Yoshioka

CEREC VIP Course
in Zurich and Zug / CH
Lectures & Exercises
Digital Dentistry up to date
Digital Impression and clinical use
Digital Restorative Workflows
Cementation routines
Implant treatment planning and design
Demos Live patient treatments
Chairside hands on training
Staining and glazing hands on training

Wednesday, June 28, 2023 – 1 p.m. to 6 p.m.
Thursday, June 29, 2023 – 8 a.m. to 5 p.m.
Friday, June 30, 2023 – 9 a.m. to 5 p.m.

equivalent to 20 hours of practice-relevant training hours

Zurich, June 30, 2023

Prof. Dr. Dr. Albert Mehl
PD Dr. Andreas Ender
Dr. Frederic Hermann

第4章

めざましい進化を遂げる最先端の歯科テクノロジー

押し寄せるDX化の波

ＩＣＴ・ＩｏＴの波は、歯科領域にも押し寄せています。テクノロジーの進展によって、様々なことが飛躍的に便利になり、また予想をはるかに上回るスピードで加速しています。スイスのチューリッヒ大学で受講したメール教授の講義内容をふまえ、あわせて私の考えを述べたいと思います。

欧米において口腔内カメラによる光学印象が一気に普及した背景には、新型コロナウイルスＣＯＶＩＤ-19のパンデミックがありました。歯科治療における歯型の型取りは、感染予防の観点から避けるべきであるという判断が受けいれられたことが、光学印象普及の最大要因でした。

ＩＣＴはInformation and Communication Technology（情報通信技術）の略で、通信技術をフル活用したコミュニケーションのことをいいます。コロナ禍で爆発的に普及したオンライン通話が代表例です。それまではなかなか浸透しなかった国内の企業でも、

Ｚｏｏｍを使ったオンライン・ミーティングが普通になりました。私の世代にとってテレビ電話は、子どもの頃の漫画の中のお話でした。ところが今や、夢に描いていた未来が現実のものになっています。

一方、ＩｏＴはInternet of Things の略です。これは、モノのインターネット化を指します。家電・車・建築物など、さまざまなモノをインターネットとつなぐ技術のことです。この数年は、電子製品を購入しても、インターネット経由でアクティベーションしないと、製品自体が機能しないようになっています。

このように、あらゆるものがインターネットを中心として動作する時代が到来していきます。

また、歯科で取り扱うカルテ・口腔内画像・Ｘ線画像・ＣＴなどのデジタルデータも、今後はクラウド上に集約され、データベース化されていきます。そのデータにアクセスできるのは、歯科従事者に限ったことではありません。アクセス権さえあればＩＤやパスワードを入力して、歯科技工士、また場合によっては患者さん自身が個人の治療データを閲覧することも可能になるのです。そんな時代はもうすぐそこまでやってきています。

手軽にできる最新のマウスピース型矯正

矯正というと、何を思い浮かべますか？　昭和生まれの方であれば、同級生の前歯に取り付けられていた、銀色の器具を覚えていらっしゃることでしょう。しかし最近では、あのような矯正器具を目にする機会は減っています。

現在は、無色透明なマウスピース型の矯正装置を歯にはめて矯正する方法が主流です。国内では、インビザライン・ジャパンが販売するマウスピースが多く使用されています。インビザラインは、マウスピース型矯正装置のパイオニア企業である、米国アライン・テクノロジー社の日本法人です。

このインビザライン・マウスピース矯正が急速に普及したことにより、子どもから大人まで、歯列矯正を手軽に受けることができるようになりました。それは、取り付けている本人が、矯正装置を簡単に着脱できるからです。一日のうち、ほとんどの時間を装着した状態で過ごし、取り外すのは歯磨きするときだけ。自分でマウスピースを外して歯を磨き、またマウスピースを取りつけます。

従来の四角い銀色のブラケットとワイヤーを使った矯正は、非常に目立つものでした。今では、口元を気にすることなく、歯列矯正することができるようになっています。

コラム

子どもがイヤがらない目立たない矯正治療

とても手軽なマウスピース型矯正ですが、これまでは主に大人用として使用されてきました。それがこの数年でどんどん進化し、子どもにも使用できるようになっています。

小学生であれば、まだ乳歯と永久歯が混在している状態。乳歯が抜けることを考えると、従来のワイヤー矯正のほうがよいのではないか、と筆者自身も半信半疑でした。

そんな懸念を払しょくした症例をご紹介します。

2022年、小学生のお子さんにインビザラインでのマウスピース矯正をスタート。2年後の2024年、理想的な歯並びを実現させることができました。口絵2ページの上段をご覧ください。

治療開始時、お子さんは小学1年生。治療を終えたのは小学3年生の夏でした。

矯正の結果、画像からもわかるように下顎を広げることに成功。それだけではありません。そのお子さんは、それまでは口呼吸をしていたのに、治療後は鼻呼吸に変わったのです。これは非常に大きな成果でした。鼻中隔（鼻の穴を左右に隔てている骨）が広がったために、呼吸がスムーズになり、さらに姿勢までよくなりました。「矯正は健康に大きく関与する」と知ることができ、私にとっても大きな学びとなった症例でした。不正咬合の原因として、歯科矯正の父と呼ばれていた、エドワード・アングル先生が口呼吸が最も不正咬合に影響があり、多くは、3歳から14歳の間に引き起こると1907年の論文で発表していました。

従来の金属のブラケットを使用した矯正だと「目立つからイヤ」とおっしゃるお子さんは多いのですが、マウスピースであれば「矯正してキレイな歯並びにしたい」と思ってくれるようです。

セファロ画像をAIが分析・診断する〝WEBCEPH〟

矯正治療のスタートにあたっては、「セファロ」と呼ばれる世界共通規格の頭部側面X

線を必ず撮影します。筆者は二十数年前より、セファロ画像の診断に「Dolphin Imaging」（ジーシーオルソリー社）をはじめとする、いくつかの診断ソフトを使用してきました。

そして現在、当クリニックでは、「ＷＥＢＣＥＰＨ」（ウェブセフ）というオンラインソフトを使用しています。このソフトは、セファロ画像をＡＩが分析・診断する最新ツールです。

従来の診断ソフトの場合、正面のセファロ画像の分析には、矯正治療のための検査項目しかありませんでした。それがＷＥＢＣＥＰＨでは、歯列矯正にとどまらず、左右の咬合面の傾きまで分析できるので、全顎的に治療する補綴の際に、その奥歯の治療の目安として使用することもできます。

また、鼻中隔の閉じ具合や曲がり具合もわかります。ほかにも、左右非対称の顎のズレの度合いや、頚椎の屈曲や歪みなども分かるため、診断・治療の進捗状況の指標になります。

ＡＩが自動的に計測ポイントを記録してくれますが、より正確にするために、歯科医師がポイントを微調整する場合もあります。それでもこの最新ソフトを使えば、撮影から分析、診断まで約数分で終了するのです。従来の診断ソフトでは、撮影後に分析ポイントを記録する作業だけでも1時間以上かかっていました。その分析のために、さらに数日かかることもありました。

ＷＥＢＣＥＰＨを使用すると、歯科医が時間と労力をかけなくても、撮影した数分後にはＡＩが分析結果を終えてくれます。そして、患者さんの今後の治療経過と未来の口元のイメージをＡＩがシミュレーション。治療完了イメージを見せやすい点も長所です。

Ｘ線画像の分析に関しては、書籍『カラーアトラス Ｘ線解剖学とセファロ分析法』（宮下邦彦著／クインテッセンス出版）の記載を確認することで、より正確な診断を立てられるようになりました。

ＷＥＢで会員登録するだけで基本的な機能を無料で使用できるＷＥＢＣＥＰＨ。いくつかの有料プランも用意されています。私のおすすめは、当クリニックで使用している、月額15＄＝約２１５０円／月のプランです。セファロＸ線は側面が基本ですが、このプランなら正面のセファロＸ線画像も分析できます。従来のソフトウェアでは、導入費用の１００万円に加えて年間の保守費用など、維持費もそれなりにかかっていました。また、入力した写真やレントゲン、そしてその分析結果のデータを、スマホや他のパソコン等の端末でも見ることができるのは、非常に便利です。

当院では矯正以外にも、全顎的な治療の診断では欠かさずＷＥＢＣＥＰＨで検査して

右側のセファロPA法のレントゲンは、矯正のみならず、全顎治療の際にも有効利用できます

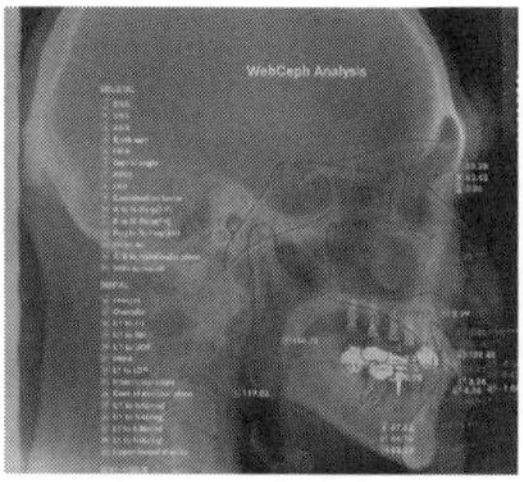

セファロ

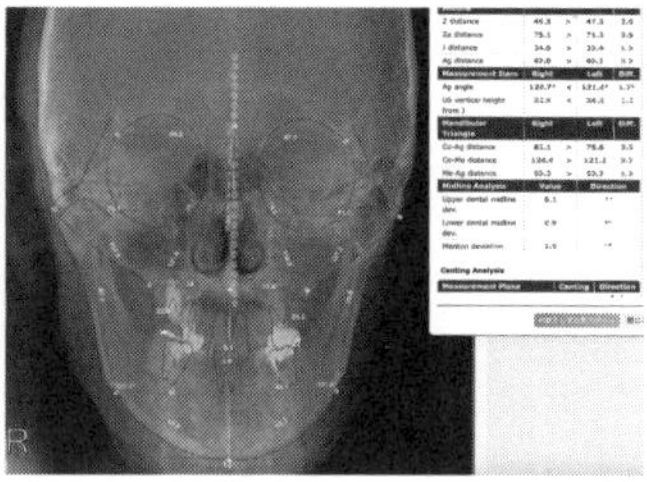

セファロPA

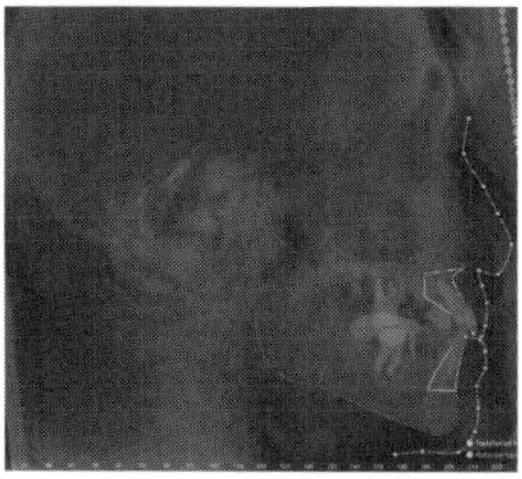

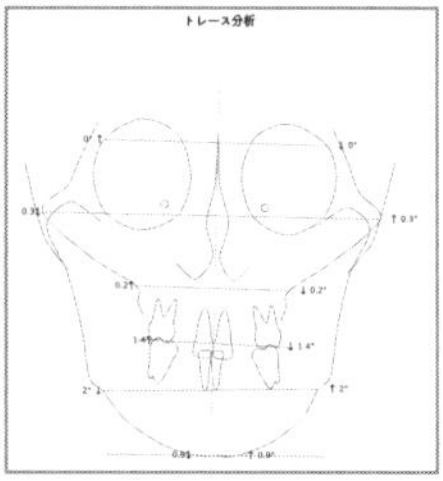

治療後の予測がソフト上でできる

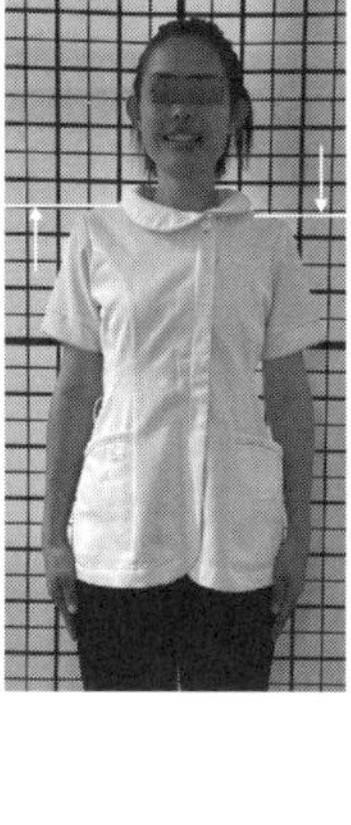

身体の歪みを視覚的に確認。左肩が下がっている

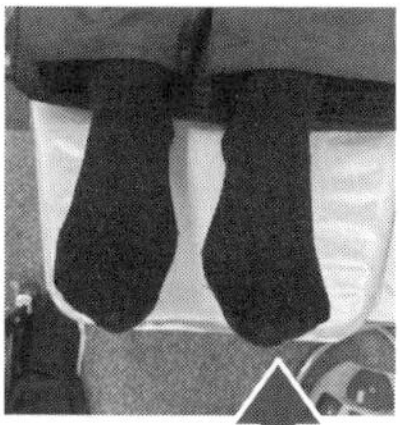

僅かですが、左脚が長く見える

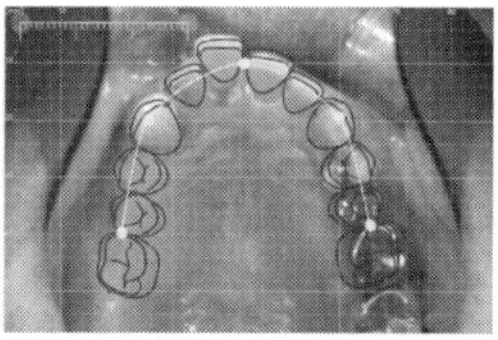

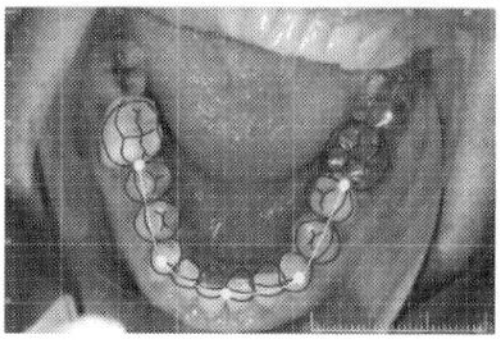

歯牙サイズ・スペース分析

います。近い将来、身体全体の傾きから、頚椎や骨盤の歪み、左右の脚の長さの違いまでも、歯科医療の必須の検査項目になり、その結果、問題がある場合は、整体や整骨院の協力を得てその歪みを改善した上で正しい歯科治療が達成できると筆者は考えています。

AIによるシミュレーション"スマイルアーキテクト"

最新の診断方法「インビザラインスマイルアーキテクト（Invisalign Smile Architect）」は、実に画期的です。これも、歯列矯正装置で知られるインビザラインが提供する最新技術になります。この技術の登場により、矯正後の口元をシミュレーションして、視覚的に患者さんに見せることができるようになりました。

具体的には、現在の患者さん自身のスマイルに、仕上がり予想の修復歯のイメージを組み合わせたスマイルを画像合成して見せられるというもの。歯列矯正と修復歯の見事なコラボレーションです。

この診断があると、患者さんが未来の自分の口元を視覚的にとらえることができるので、

AIを用いた最新歯列矯正+審美治療

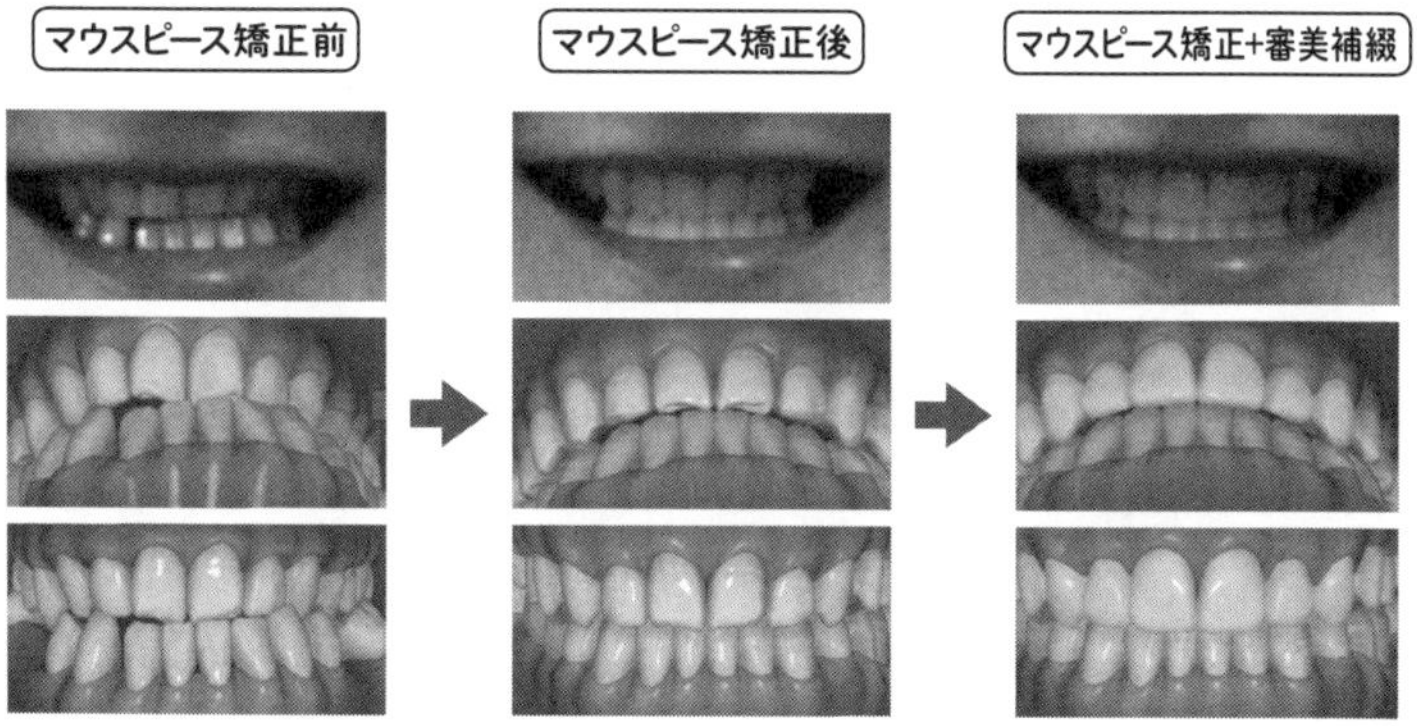

治療を継続するモチベーション維持に役立ちます。今後は、患者さんが矯正の途中で断念したり、「時間がとれないから」と最初から諦めてしまうことが減っていくだろうと予想しています。多忙な現代人にとって、治療完了までに数か月以上、ケースによっては一年以上もの長い時間のかかる歯列矯正は、ハードルが高いようです。

　スマイルアーキテクトを使った診断の流れを、筆者が治療した患者さんの例で紹介します。

　その患者さんは、左側の噛み合わせができていない状態でした。そこで、次のように治療を進めました。

　まず、将来の修復歯がどのような大きさに

なったら、本人の「スマイル」とピッタリと適合するのかを診断します。

次に、そのポジションを目指して、インビザライン・マウスピースによる矯正をスタートさせます。

そして、ある程度、歯列矯正が終わった時点で、修復歯をつくります。

最終的に、この治療のゴールである、理想的なスマイルの口元に近づけるために歯列を調整していきます。

このような流れでの治療を可能にしてくれる技術が、スマイルアーキテクトなのです。治療中の患者さんが、数か月後、数年後にニッコリと笑ったとき、歯の状態がどんなふうになるのかをわかりやすくシミュレーションしてくれるスマイルアーキテクト。歯列矯正に加えて修復歯もつくるケースでは、特に有効です。

オンライン診断法〝バーチャルケア〟

歯科分野ではオンライン診療がはじまっている、と聞くと驚かれるかもしれません。実際にクリニックまで足を運んで歯科医師に対面しなくても、オンラインで診察してもらえる時代になっています。

オンライン診察の実際の流れは次のようなものです。

まず、遠方にお住まいの患者さんのスマートフォンにアプリをインストールしてもらいます。

次に、矯正治療を受けている患者さんが、自分で口腔内をスマホで撮影します。

患者さんは、撮影した写真と動画をクリニックに送ります。

患者さんから届いたデータをＡＩが分析し、治療の進捗状況を判定してクリニックに通知してきます。

このようにリモートで治療・診断を進めていきます。

この方法であれば、患者さんは、撮影したファイルをクリニックに送るだけ。これなら、患者さんの負担を軽減できるというものです。

当クリニックでも、さっそく「バーチャルケア」と名づけられたオンライン診断の使用を開始しました。このバーチャルケアは、インビザラインの矯正治療ツールのひとつです。

第２章で紹介した新潟県のＭさんのお嬢様は、最初は大阪にある当クリニックまで来

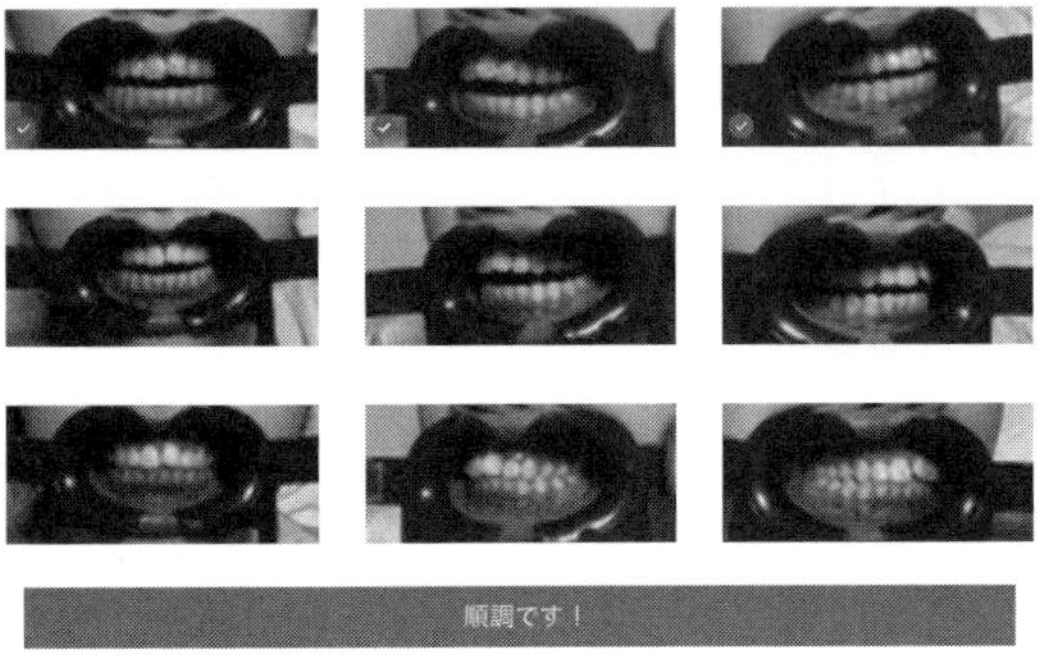

バーチャルケアでは、治療を受ける患者さんに、口腔内の静止画と動画をスマホで撮影して送ってもらう。そしてまず、AIが判定して「順調です」と各担当医の医院にその情報を送信する。

院して矯正をスタート。ある程度、矯正装置の取り扱いに慣れたタイミングで、バーチャルケアでのオンライン診察に切り替えてもらいました。

その後は、患者さん自身が写真と動画を撮って、クリニックへ送信。クリニックの担当歯科医が、その画像を受け取り診断します。そして、診断結果と次の指示を患者さんに伝えます。

その後も、2～3か月ごとに一度、写真と動画を撮ってクリニックへ送っていただきます。これを繰り返して矯正を進めていきます。

このように、診察をオンラインにすれば、たとえ遠方にお住まいの患者さんであっても、定期的に通院する必要はありません。対面しなくても歯科医師の診断を受けることができるオンライン診療は、患者さんが治療を継続しやすくする画期的な技術です。

ディープラーニングによる診断サポート

あらゆる分野で活用されるビッグデータ。歯科分野も例外ではありません。

歯科医師は日常的に、Ｘ線画像を撮影・読影して、さまざまな情報を読み解き、虫歯・歯周病の進行度合いや歯根のう胞などの病気、等々の診断をくだしています。

これまで歯科医師が行ってきたそれらもろもろを、今では瞬時にＡＩが診断してくれるようになっています。こうしたＡＩが治療現場にさらに参入してくるものと思われます。「ディープラーニング」はビッグデータを学習させたＡＩ。臨床医として日が浅く、臨床経験が少ない歯科医師であれば、診断時に重要な情報を見逃さないとは限りません。しかし、膨大な症例を学習したディープラーニングを併用すると、誤診を減らすことができます。

まだＡＩに診断を任せることまではできません。ＡＩの診断を参考にしつつ、最終的には歯科医師が診断することは必要です。優秀なアシスタントであるＡＩの診断結果を参考にし、自身の診断結果の安心材料とすればよいのです。

こうすると、歯科医はもっと他にするべきことや本来の仕事に時間を使う余裕が生まれます。たとえば、1年後の治療経過をイメージしたり、近い将来の完成形を患者さんに提示したりすることは、AIには難しい仕事でしょう。

これからは、AIが得意な部分についてはチカラを借り、AIにできない部分を、歯科医師の経験や知識をもとに診断していくことになります。

歯列をプリントする3Dプリンター

第3章でご紹介したCAD・CAMで、もうひとつお伝えしておきたいことがあります。それは、価格的にもとても安価に構造物を製作することが可能になった3Dプリンターの台頭です。3Dプリンターは、今ではとても役立つ技術として日進月歩し、歯科の分野でも大変注目されています。

当クリニックでは、2023年、光学印象に切り替えると同時に3Dプリンターを導入。

それを機に、長年、保管していた石膏をすべてデジタル化しました。必要になったときに、保管データをもとに3Dプリンターで樹脂模型を再製作することにしたのです。

石膏模型を保管するスペースが不要になり、場所代としてかかっていた経費を削減できるという、うれしい効果もありました。

3Dプリンターの産みの親は、日本人であることをご存じですか。1981年、名古屋市工業研究所の研究者だった小玉秀男博士が、3Dプリンターの原型となる光造形法を世界で最初に発明しました。

日本国内で特許申請したものの海外で申請していなかったため、1984年にアメリカが、アメリカと日本の両国での光造形法の特許を申請。そして2013年、オバマ大統領が一般教書演説のなかで3Dプリンターのことに言及しました。「3Dプリンターは、あらゆるものづくりに革命をもたらす。新たな産業がアメリカから生まれるにちがいない」。この発言を機に、3Dプリンターが注目されるようになったのです。その後、積極的に技術の民間化を推進したアメリカが、3Dプリンターの覇権を握ることになっていきました。

今や、3Dプリンターで家までつくれますし、身近なところでは寿司さえも作りだすことができるようになっています。

この3Dプリンターの進歩はめざましいものがあり、最先端の技術としてバイオプリンターまで登場しています。バイオプリンターで、なんと、臓器を再生する技術まで完成しています。患者さん自身から採取したｉＰＳ細胞を分化誘導して、細胞をインクジェット式に造形。実験では、90日ほどで全機能を備えた肝臓を作ることができたというレポートもあります。

では、バイオプリンターで、簡単に歯を造形できるようになるのかといえば、そうではありません。遺伝子やゲノムで歯をつくることはできます。しかし、歯には前歯から奥歯まで、上下に28種類の歯があります。場所によって形はそれぞれ違っています。一筋縄ではいきませんから、歯をつくることは容易ではないのです。

ただ、歯は左右対称です。片側の歯を失った場合には、もう片方の歯をサンプルにすれば、ミラーリングして複製することができます。このミラーリングによるＣＡＤ・ＣＡＭでの修復歯づくりは、私もすでに治療に取り入れています。

なお、当クリニックの3Dプリンターは、デザインツール社（横浜・大滝取締役）のソニックＳという製品を使用しています。今後は患者さんの歯の型を石膏模型として保存するのではなく、歯型をアイテロ（iTero）というデジタルカメラでデータとしてクラウドに保存しておき、必要なときにデータをダウンロードして、それを元にしてレジンで歯型を製作します。

また、矯正のお子さんの治療前後の歯型をミニチュアサイズにして、キーホルダーにして、お母さんに差し上げることを計画しています。きっとお母さんは、宝物として大切に持っておくことでしょう。

血液から成長因子を採取し骨を再生

インプラント治療をする際に、支台を埋め込むための骨がないケースは少なくありません。骨がないとフィクスチャーを埋め込むことができないため、骨がなければインプラントはできない、といわれてきました。

そのような、骨のない患者さんがインプラントにする場合には、選択肢がふたつあります。

ひとつは、骨移植です。骨を他の場所から取り出して移植し、骨をつくりだす方法です。

骨移植は大変な手術です。仮に、下顎骨から移植するとなると、骨を削り出した下顎骨と移植先と、手術部位はふたつになります。それだけの手術に耐えられる体力が必要になりますから、誰でも受けられるわけではありません。

もうひとつは、骨の補助的な再生治療です。

患者さん本人の血液から、専門用語でプレートリッチフィブリン（ＰＲＦ＝多血小板フィブリン）という成長因子を採取し、骨の再生を促す治療法です。当クリニックでは、年間１００件ほど行っています。

再生治療は、患者さん本人の細胞を使って骨を補助的に再生させるので、手軽に採血して治療することができます。しかし、この補助的な再生治療をするクリニックは、厚生労働省に届け出が必要になります。厚生労働省より認可された歯科クリニックだけが、再生治療を行えます。

ハイスピード＆ハイレベルな韓国の外科治療

トータルな歯科治療を提供するために、インプラント治療を欠かすことはできません。

筆者は、インプラント治療の国内第一人者である東京銀座デンタルクリニック（https://ginza-dental.or.jp）の金山健夫先生に２０１０年より師事し、基礎を学びました。

インプラント治療で重要な器具に、フィクスチャーがあります。フィクスチャーとは、インプラントの土台となるチタンネジのことです。歯が抜けてしまった部分に入れて、歯根部の代わりとしての役目を果たします。

このフィクスチャーを製造するメーカーは全世界に１００社以上あります。歯科医師が、どのメーカーのどのタイプを使用して治療するかを決めます。

筆者は２０１１年より13年以上、オステムというメーカーの製品を使用しています。私がインプラント治療をはじめた頃に、ちょうど日本で使われはじめたので、すぐに採用しました。現在、インプラントフィクスチャーの売上げ本数は、オステムが4年連続世界第1位です。続いて、第2位はストローマン、第3位はブローネマルクと続きます（１３５ページの画像参照）。

韓国が美容大国であることはみなさんもご存じと思います。では、歯科分野ではどうかというと、被せ物・詰め物、審美に関しては日本の技術が優れています。

けれども、外科や手術に関しては、韓国での症例数は圧倒的に多いのです。非常に効率的でスピーディかつハイレベルな外科的処置が行われます。外科では韓国は世界一と言われるゆえんです。インプラントのオペをはじめ、骨移植もハイレベルな外科手術が行われており、その技術の高さには目を見張るものがあります。

ところで話は変わりますが、今年（２０２４年）11月に98歳になる父は、現在、ベネッセ系列の施設でお世話になっています。施設の職員の方々はとても親切で丁寧で、おかげさまで、父はいろいろな行事に参加し、毎日楽しく快適に過ごせており、とても感謝しています。その父は、ほとんどの歯はインプラントではありますが、自分の歯と同じように噛むことができ、食生活も支障ありません。実は、60歳ぐらいまで入れ歯でしたが、その後、歯の欠損部にインプラント治療を行いました。その数19本。それ以降、固いものでも何でも食べられるようになり、高齢の父にとっては自慢の歯です。やはり歯は大切です。大好物の肉も食べて、認知症にもならずにしっかりしてくれています。内科医によると、高齢者であっても、毎日高質なタンパク質を摂るのが大切だそうです。

人生１００年時代、口から摂る栄養で健康が決まります。読者の方で、取り外し式の入れ歯が合わなくなって、肉などが食べられない場合は、早めにかかりつけの歯科医と相談しましょう。歯がなくなっても、今の医療技術なら、大概は治療で良くなります。

2017-2024

7年連続フィクスチャー世界販売量

第1位

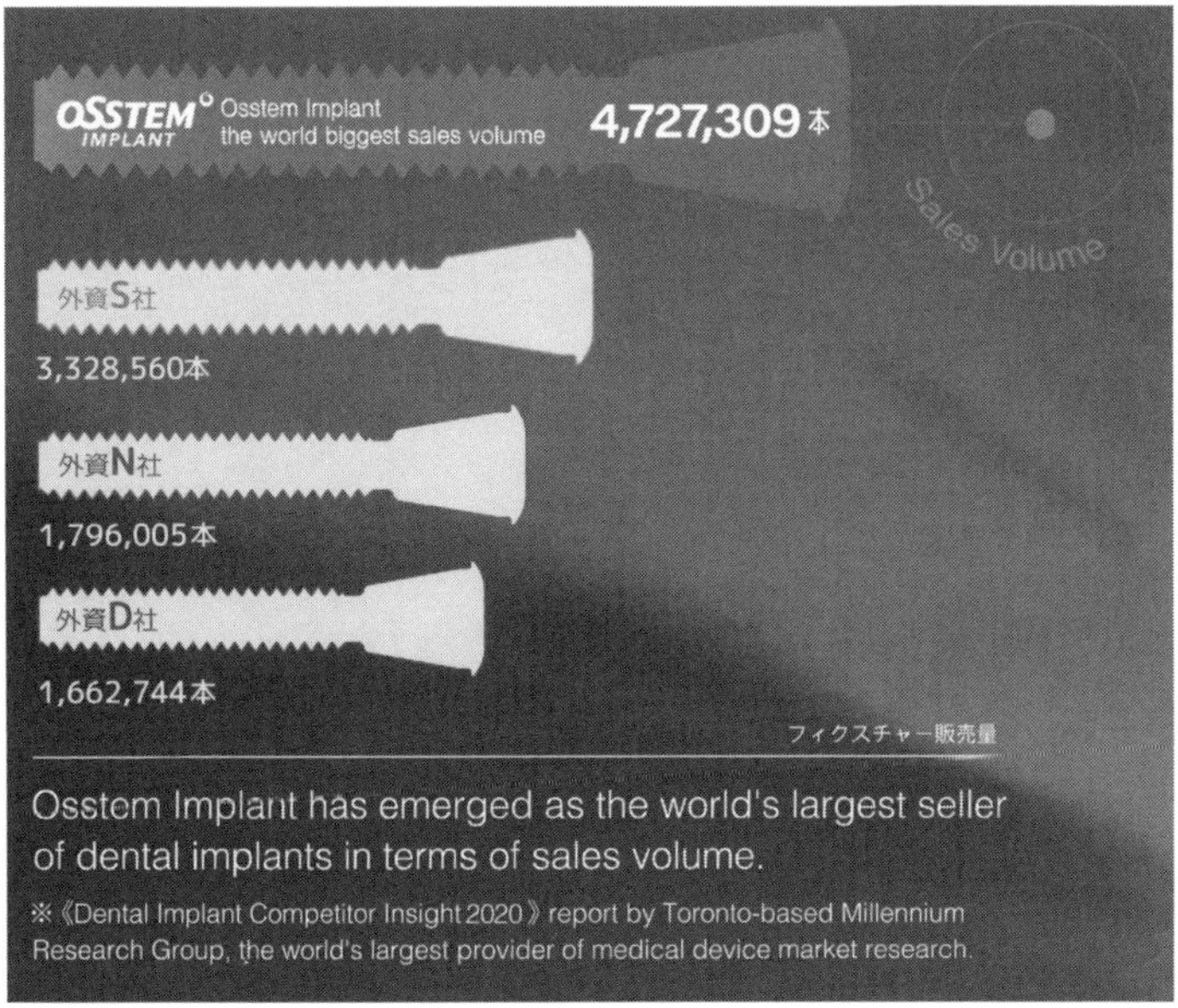

世界のインプラント業界のトップ4の出荷数　　画像提供：オステムジャパン

コラム

最新技術を学ぶメーカー研修

ＡＩ技術の進歩により、この数年の歯学の発展は目覚ましいものがあります。日々、進化する歯科の技術を吸収するため、発表される学術論文に目を通すことはもちろん、メーカー展示会にもできる限り参加し世界の最先端の知識をいち早く吸収するように努めています。

インプラントのフィクスチャー世界シェアトップのメーカーであるオステムは、毎年、世界の主要都市でインプラントセミナーを開催しています。２０２４年１月には「２０２４年ワールドミーティング（世界大会）」が東京で開催され、世界各国から歯科医師が集まりました。

また、韓国より来日されたDr.Oh Sang Yoon講師のセミナーがありました。非常に充実したプログラムと数多くの模型実習。その内容は極めて先鋭的で、他の追随を許さないほどでした。韓国では、このOh先生のセミナーが大人気で、セミナーの概要が発表されると30分ほどでチケットが完売になってしまうほどです。

セミナーの内容を正確に理解するためには、通訳のクオリティは重要なファクターです。このセミナーでは、洪性文先生（吉祥寺セントラルクリニック　http://www.k-central.jp）

が素晴らしい通訳を務めてくださり、内容の理解を確かなものにできました。洪先生は、インプラントオペのなかでサイナスリフト（上顎洞底挙上術《じょうがくどうていきょじょうじゅつ》）という難易度の高い手術の第一人者です。

また、２０２４年６月から９月まで３回６日間にわたって開催された、韓国・ソウルでのインプラント研修にも参加し研鑽しました。Ｏｈ 先生の最新のインプラント情報・技術を習得できました。

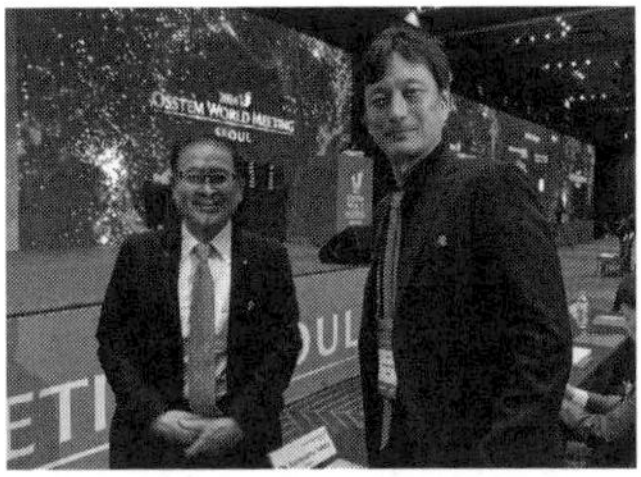

2024年1月に東京で開催されたOsstem World Meetingでの学会風景。会場に集まった1500人の参加者の前で、インプラントのライブオペを実演した金山先生。

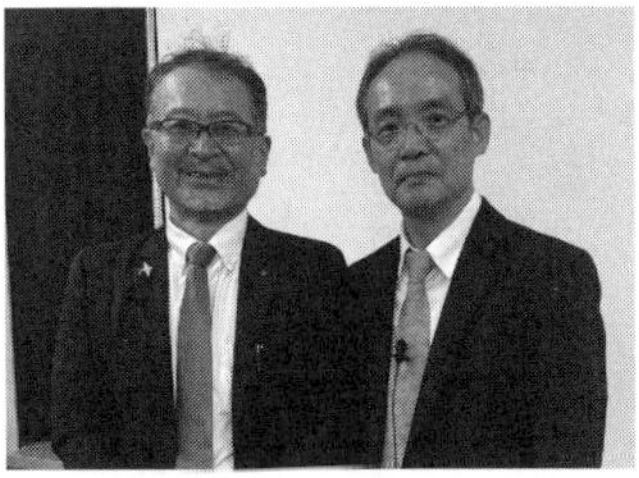

Dr.Oh Sang Yoon講師の講演は必聴。筆者は韓国へ研修に。

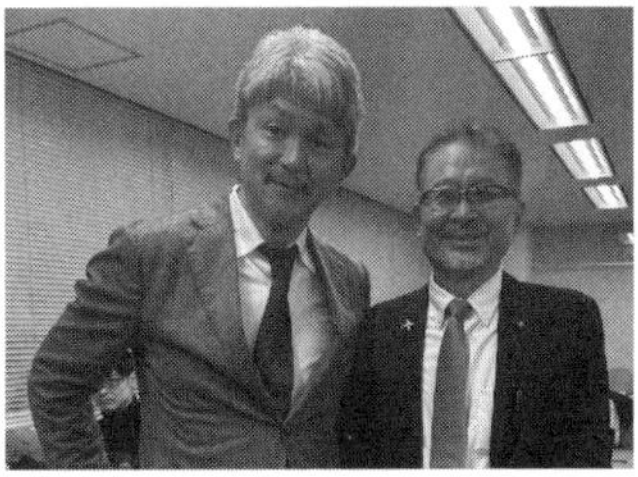

素晴らしい通訳をされた洪性文先生。

コラム　スイス研修記3

デジタル技術を駆使　インプラントオペを見学

スイスのチューリッヒ大学で開催されたCAD・CAMの講義・実習・患者治療見学の研修会に参加しました。またオプションで、開業医2か所の見学会にも参加しました。

インプラント治療のスペシャリストとして知られる、フレデリック・ヘルマン先生のクリニックは、ツーク市にあります。ヘルマン先生のインプラント治療は、その過程でデジタル技術を駆使していることが特徴です。

クリニックでの受診から治療までの流れは次のとおりです。

新患が来院すると、まず口腔内全体をフルデジタルスキャンします。次に、患者データをデータベースに蓄積します。このデータ蓄積が、CAD・CAM治療にとって欠かせない、重要な要素になります。それから問診です。電子質問票に患者さん自身が回答を入力します。

そして、実際に治療がスタートします。

インプラント治療に関する講義では、最新の治療と研究報告のほか、開発中の技術についても触れられていました。

その後、実際に患者さんに対するインプラントオペを臨床見学。インプラント治療の本場での臨床からは学ぶことが多くありました。たとえば、口腔内カメラのスキャンパス、つまり、口腔内を撮影する際の経路が非常に重要だということ。また、スキャンパスを作成するうえで精度が高いツールや、経年変化を確認するためのソフトウェアなどの最新情報を得られたことも大きな収穫でした。

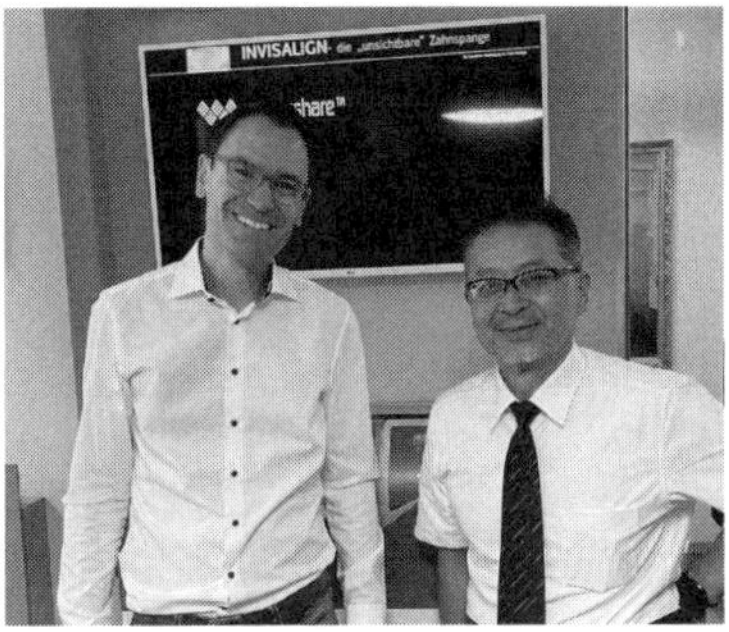

インプラント歯科治療に没頭する日々が楽しい、と笑うヘルマン先生。

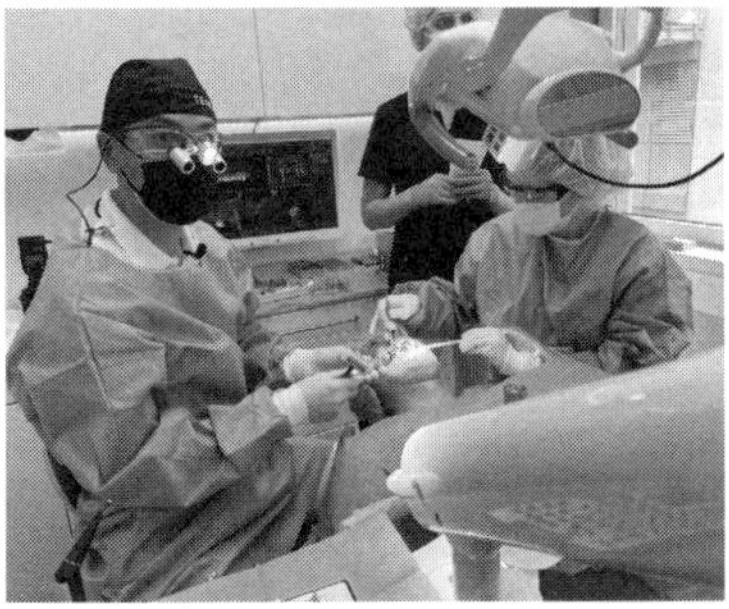

ヘルマン先生のインプラントオペを臨床見学。

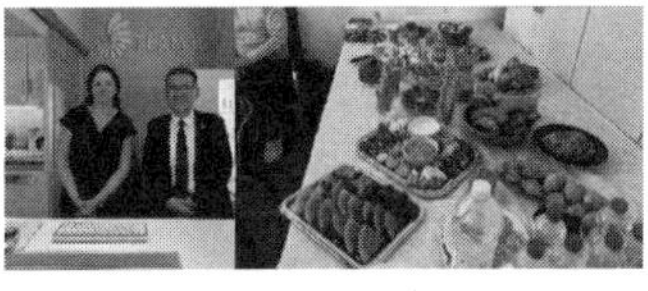

左は研修中のランチタイムに手料理でもてなしてくれたサイモン・ヘルマン夫人。

第5章

歯科治療はこう変わった

歯科医・歯科技工士を目指す
学生さんへ

本章は、歯学部生や歯科治療関係者が、より専門的な知識を得られるように執筆しました。該当する方々には、ぜひ読んでいただきたいと思います。

トラステッド・コネクション

最新技術というものは、一斉に製品化されて一気に発売されるというものではないと思います。少量ずつ市場に登場してくる、そんなイメージです。歯科領域に限らず、どの業界でも同様です。

新製品が発表されるたびに、新機種に交換したり、設備投資をしていかなくてはならないことは、歯科医師にとってやむを得ない部分があります。

先端技術を駆使した最新医療機器は次々と発表され、年々、増え続けています。ところが、ここでひとつ慎重を期さなくてはならないことがあります。

画期的な新製品が発表されても、すぐに購入するのではなく、まずはトラステッド・コネクション（真実の結合）を確認するようにします。トラステッド・コネクションとは、メーカー間における相互のプログラム検証を済ませていること。メーカーの垣根を越えた利用を可能にするこの連携は、かなり重要になってきます。

素晴らしい機器同士であっても、連携していなければ、システムに組み入れたり、相互に連携して機能させることはできません。

ですから、導入を検討する際には、その製品ひとつの費用に着目するよりも、既存の機器類と確実に繋がるのか、確認するようにします。

メーカー同士がプログラム検証をしているかどうかによって、購入した医療機器の幅広い活用の仕方が変わってくることになります。これをトラステッド・コネクションといい、今後、最新医療機器を導入する方にとっては、大切なポイントになります。

当クリニックでは、CAD・CAMのために使用するセレックの小型カメラ・プライムスキャンと、インビザライン系統で使用するアイテロ（iTero）という小型カメラの2タイプを使用しています。

アイテロはマウスピース矯正をするために導入しました。アイテロで口腔内を撮影し、スマイルアーキテクトで診断し、歯列矯正と審美治療をするための準備を行います。

また、余談ですが、最新歯科情報をいち早く知るためにもＳＮＳで自ら情報発信したり周りの情報を仕入れることも必要です。私の場合は、幼少の時から患者さんで通ってきてくれている大阪在住の林晃輝《はやしこうき》君という青年がＩＴに特化して活躍しているので、彼から絶えずＳＮＳの使い方やパソコンの周辺機器をはじめ医院のＩＴ化に向けて色々と教えてもらって刺激を受けています。

口腔内の撮影を成功させるアイテム1
ウェッジ

口腔内をスキャンする際に便利なアイテムを紹介します。

小型カメラで口腔内を撮影するときに、歯が少しでも隣の歯と接していると、光の乱反射により正確な画像合成に支障がでることがあります。実際には2本の歯であるのに、ＣＡＤソフトウェアが1本の歯であると誤認識してしまうことがあるからです。そうなると、修復物の設計段階で微妙な歪みが生じてしまい、精密さを求められる修復歯の形成に成功しません。

光学印象を考慮した形成への補助道具

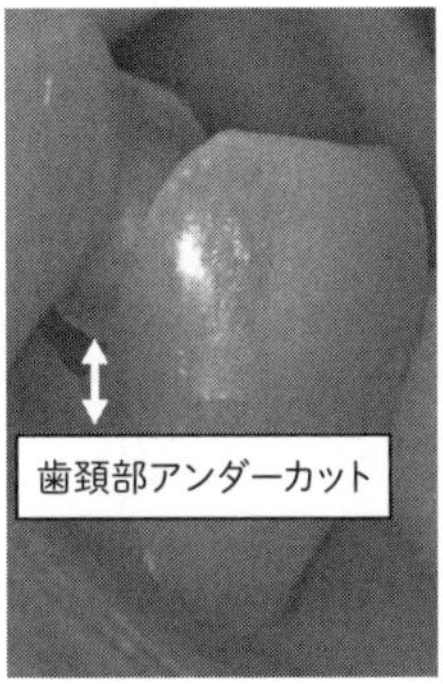

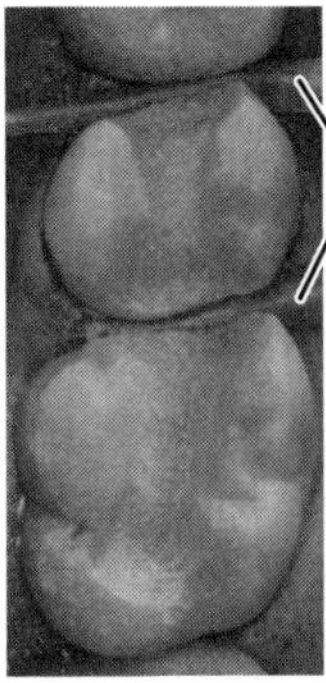

歯頸部アンダーカットの排除

画像提供：北道敏行先生

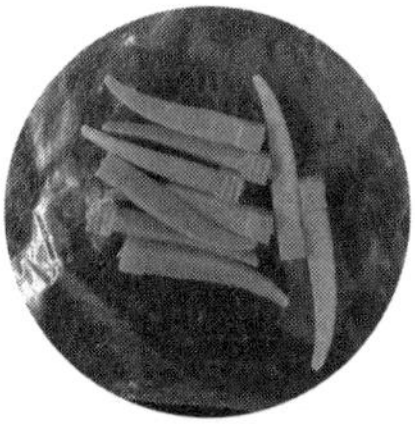

色違いでいくつかある（モリタ製）が、オレンジ色のウェッジがお勧め。

また光学印象のスキャンでは、連続性のある静止画を撮影データとしてアウトプットします。パノラマ写真合成のアプリと同じと考えていただいて結構です。そのため、上の写真のような歯頸部アンダーカットがあると、その部分を正確に読み取ろうとして、画像枚数が増えることにもなります。結果的に写真の繋ぎ合わせの際に誤差が大きくなってしまい、ＣＡＤで設計する際に悪影響を及ぼします。

このような事態を避けるには、写真にあるような「ウェッジ」と呼ばれる器具を歯と歯の間に差し込むと、撮影枚数が減少し、結果的に撮影画像の精度を高めることができます。そして、保管される画像も適正な枚数に抑えることができます。

口腔内の撮影を成功させるアイテム2
エキスパジル

歯と歯肉の周縁部境界（マージン）をしっかり型取りするためには、まずは光学印象で正確に撮影できていることが重要です。

たとえば、歯と歯肉の間にしっかりと溝があって明瞭に分かれていると、境目がはっきりして周縁部を確実に撮影できます。しかし、歯と歯肉との境界線がはっきりしないと精巧な型取りは難しくなります。

その境目、つまりマージンをくっきりさせるために、白水貿易のフランス製の歯科材料「エキスパジル」があります。歯と歯肉の間に収斂粘土《しゅうれんねんど》を押し流すための機器で、シリンジを押すと粘土が押し出されてくるというもの。

歯肉の上に微細な粘土を注入することで歯肉を圧迫します。すると歯の形が明瞭になり正確な撮影ができるのです。実際に、粘土を押し流す作業時間は約3分。費用としては

歯と歯肉の境目を明瞭にする補助道具

エキスパジルのパンフレットに掲載された吉岡歯科クリニックの症例

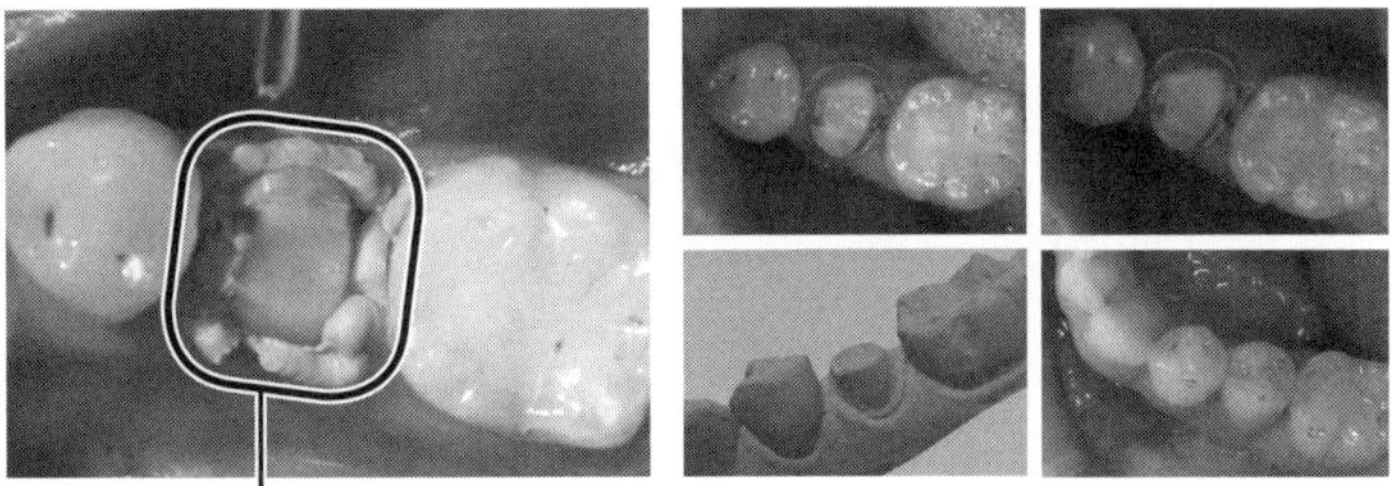

歯と歯肉の間に押し込んだ収斂粘土

HAKUSUIパンフレットより

少々高めですが、ＣＡＤ・ＣＡＭを使用して、きれいに型取りをするために必要なサブアイテムです。

しっかりと歯と歯肉とのマージンが見えている場合は、逆に使用しなくてもよいと言えます。

しかし、古くなった金属の被せ物を外してＣＡＤ・ＣＡＭ冠を被せようという時には、よい働きをしてくれます。金属を被せた当時、歯を多く削っていると、金属の下まで歯肉が下がっていることがあるのです。そういう場合は、歯肉を押さえてあげないと、マージンがわかりにくいことが多いので、ぜひ、お使いになることをおすすめします。

現在、同様の製品が数種類、販売されてい

ます。私自身は全てを使ってみたわけではありません。しかし、全種類を試してみたという先生にお聞きすると、全製品中で白水貿易のエキスパジルが、短時間でもっとも効果があがったそうです。偶然、私は最初にエキスパジルを使いはじめました。臨床でとても役立っています。歯肉が盛り上がっているとその歯肉が正確に歯を撮影する邪魔になりますが、この粘土を使用して事前準備を終えておくようにしたいものです。

詰め物形成の新原則

私たちの年代の歯科医は、歯学部在学中に、詰め物（インレー）の形成といえば、「ＢＬＡＣＫ窩洞《かどう》」というメタル修復の大原則を学んできました。ところが技術の進化とともに、ＣＡＤ・ＣＡＭの時代が到来。大学で学んだ大原則をすべて忘れ去らなくてはならなくなりました。

ＣＡＤ・ＣＡＭでの詰め物形成に大切なポイントを述べたいと思います。

原則1　補綴のマージン

まず、被せ物の補綴のマージン、つまり補綴の縁の形状がポイントになります。151ページの図で4つのマージンを示します。このうち、BまたはCのどちらかの形状になることが望ましいです。被せ物の強度を維持するためには、このマージンであることが必須になります。理想的な補綴マージンの形状を覚えておくようにしてください。

原則2　切削バーの限界

また、これらのマージンが望ましい理由もあります。メタル修復での窩洞のように複雑な形態であれば、CAD・CAMのミリングマシンを使用する際、削り出すための「切削バー」の直径より細かな形成箇所には物理的に入らない、という事態が起こります。削りだす部分に対して、切削バーのほうが大きいことが理由です。

具体的に説明します。CADソフトからCAMのミリングマシン側に、ソフト上の形状どおりに削る指示を出します。ところが、実際にはバーの直径よりも微細な形にバーが入ることはできません。結果として、削れないまま、そこを素通りしてしまうのです。これ

インレー（内側性窩洞）の適合が悪い

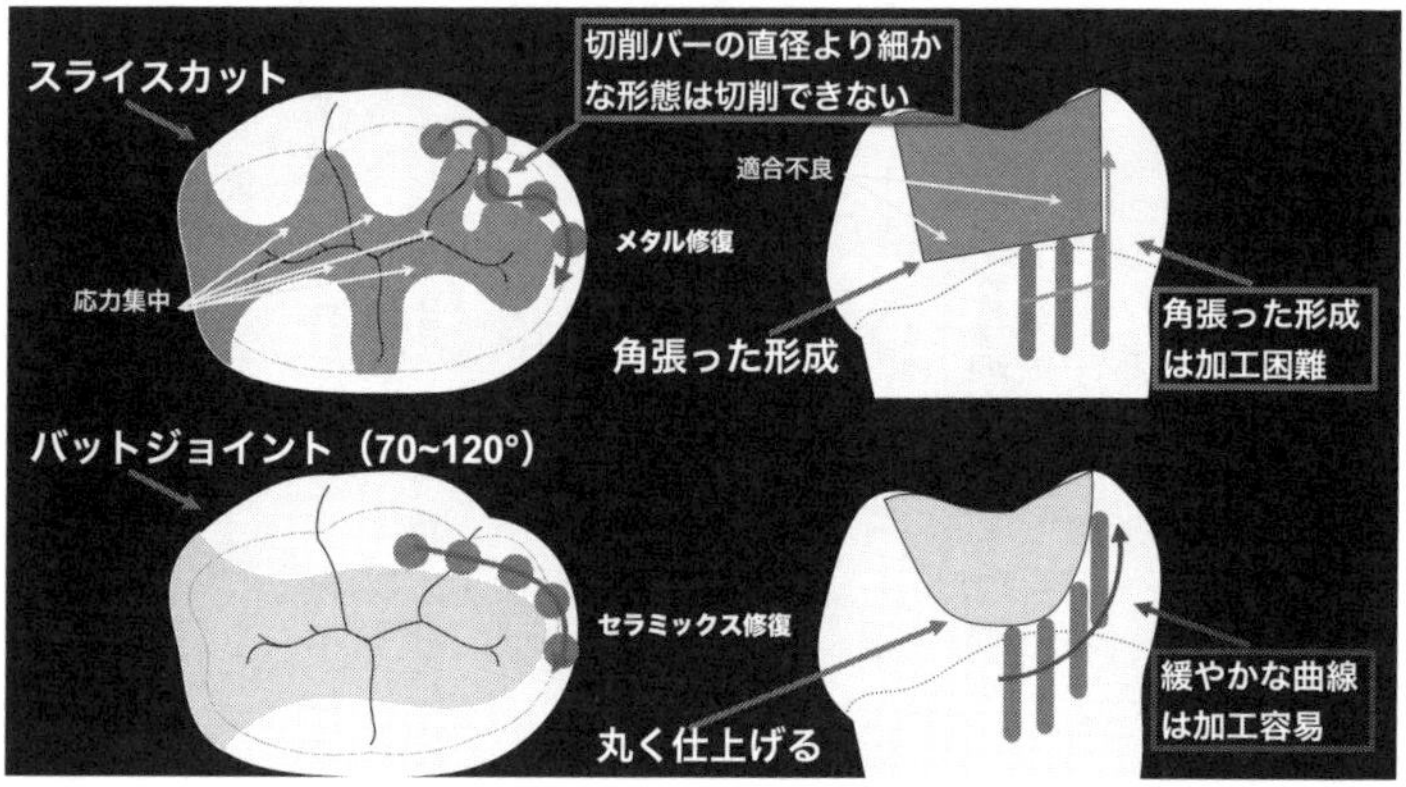

画像提供：北道敏行先生

では、出来上がったＣＡＤ・ＣＡＭの補綴を、実際の窩洞に入れることはできなくなってしまいます。

切削バーが削り出せるサイズには限界があることを知っておいてください。

原則3　インレー形成の成功の基本

ＣＡＭで削ることができる材質には、保険適用されるレジンブロックのほか、自由診療のセラミックやジルコニアがあります。

レジンブロックはレジンにフィラー（セラミックの細かな粒子）を混入し圧縮したハイブリッド材料ですので切削時に撓みやすく、できるだけ均一な幅と厚みが理想です。

複雑な窩洞をＣＡＭで形成しようとすると、

マージンの形態

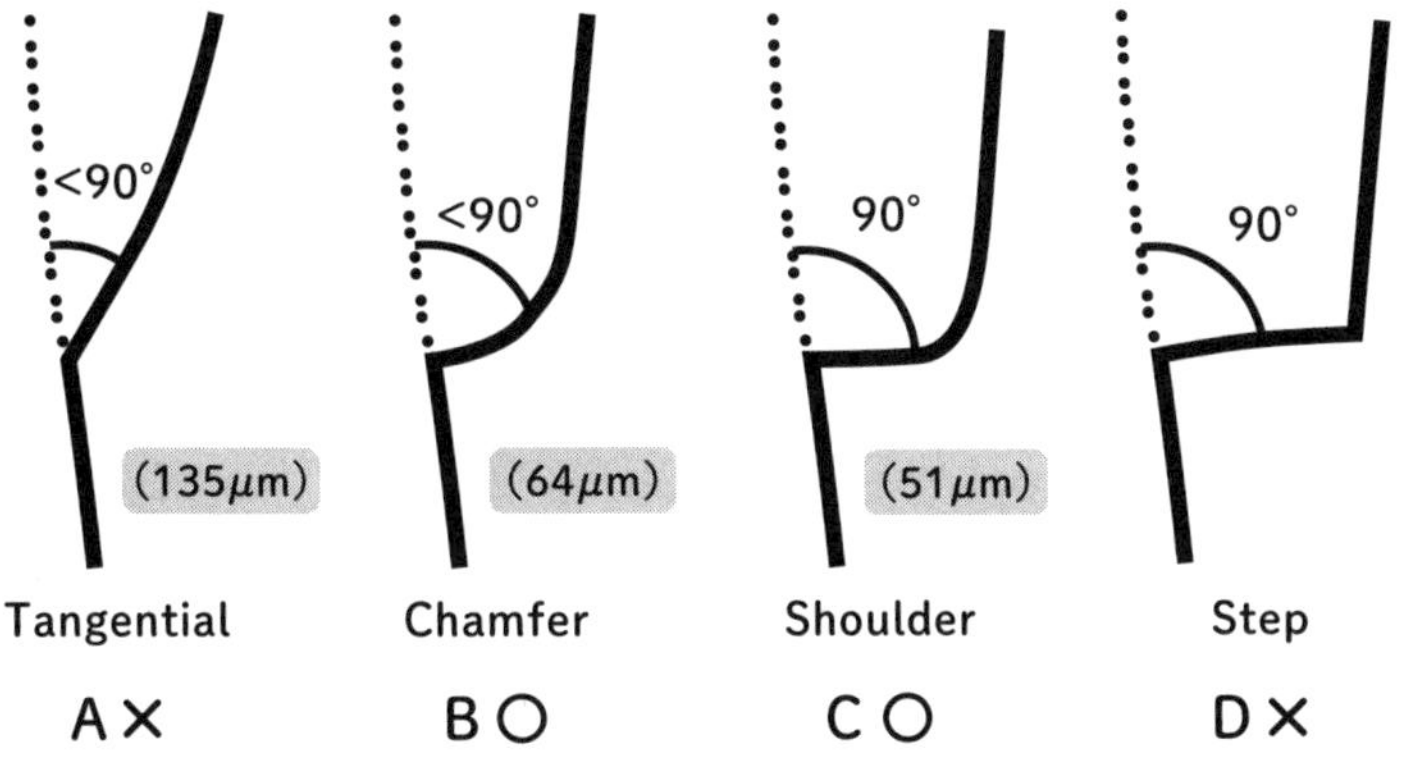

北道敏行先生提供の資料をもとに作成

薄いところに応力（圧力）が集中してねじれ現象が起こります。保険適用範囲のレジンブロックであれば、ねじれが生じて歯から外れて脱落します。セラミック素材であれば割れてしまいます。

つまり、CAD・CAMのインレーをつくる際には窩洞をシンプルな形態にすることが必須です。これはメタル修復との決定的な相違点になります。

そしてエッジには角をつけずになだらかなスロープにして、応力が集中しないように丸く仕上げるようにします。

これが、CAD・CAMインレー形成の成功の秘訣です。どの素材を削る場合でも共通です。

形成の基本原則：咬合力をサポートできるようにする

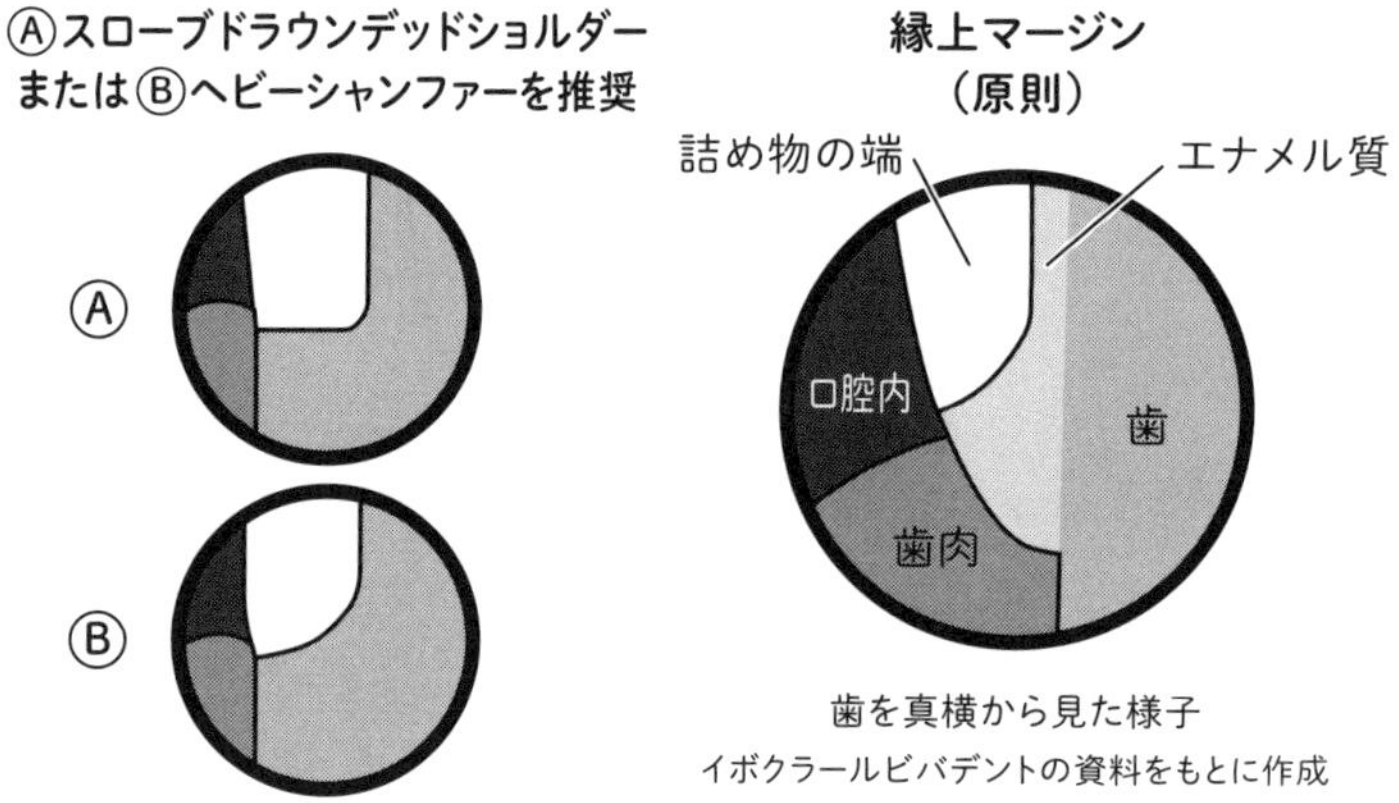

歯を真横から見た様子
イボクラールビバデントの資料をもとに作成

原則4 マージン形成の基本

CAD・CAMの補綴のマージン形成にも原則があります。

基本的にマージンの形態は、ディープシャンファーかラウンドショルダーで、幅1㎜以上のマージンになるようにします。

噛み合わせで30kgの力が歯に加わるときには、マージン部分では60kgの力が加わるため、マージン部に引き裂かれる力がかかり破折しやすくなります。このため、セラミックやハイブリッドの材質が割れたり、折れたり、ひび割れたりします。

原則5 マージンの形態

CAD・CAMの補綴にとって、マージン

の形態は極めて重要です。原則は、噛み合わせの荷重に耐えられること。そのためにマージン部の形態がどのようになっているかが、成功を左右します。原則として、歯肉縁上にマージンを位置させることです。その方が光学印象も正確にできます。

グッと噛みこんだときに、その力を受ける〝棚〟＝マージンがしっかりとショルダーで受け止めることが必要になります。そうしないと割れてしまいます。基本原則は、マージンを歯肉縁上か同縁に位置させること。その形態はスロープドラウンデッドショルダーか、あるいはヘビーシャンファーであること（右図）。これが推奨されています。

CAD・CAMインレーの形成ポイント

CAD・CAMの材料全般に言えることですが、今までの形成と相違点がありますので、当クリニックが使用しているジーシー社では、このような形成を推奨しています（次ページの図）。

CAD・CAMインレー　形成のポイント

インレー（良い例）

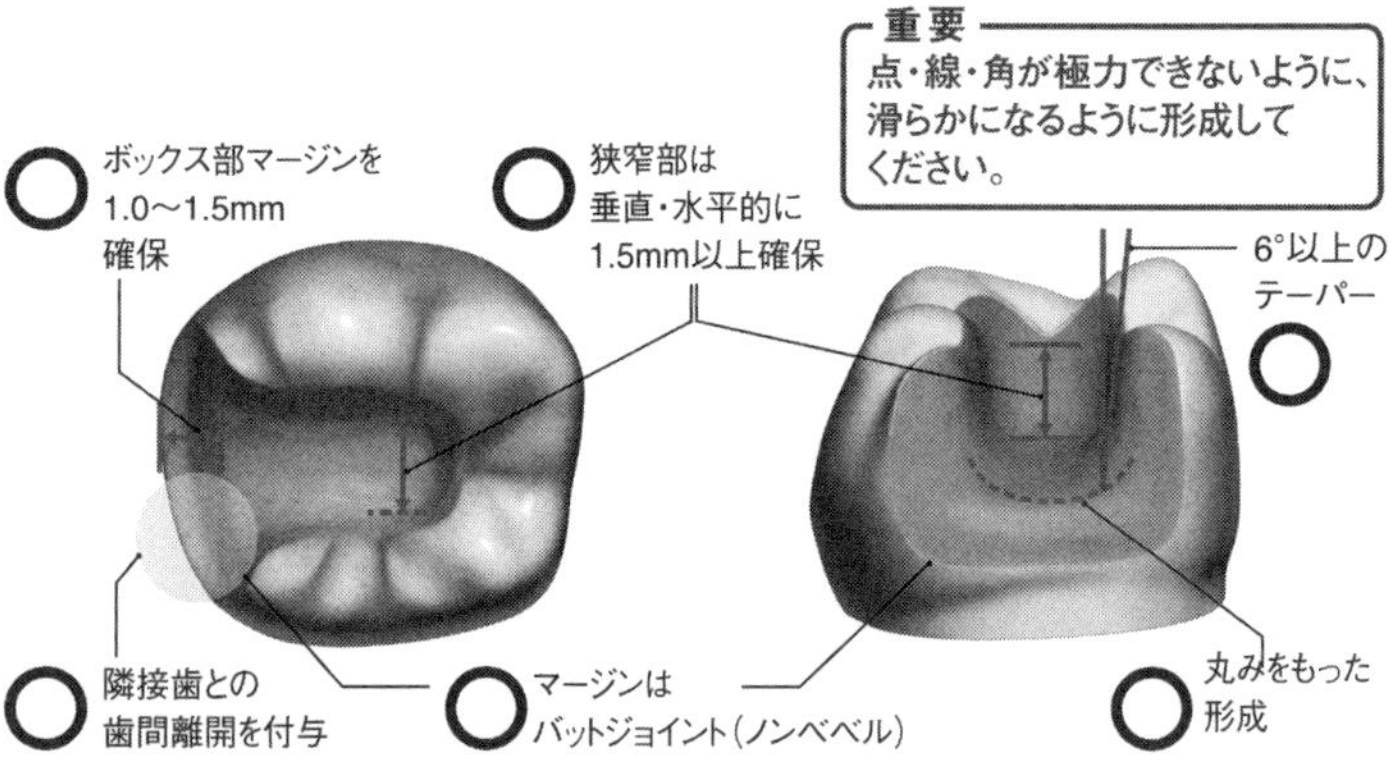
重要
点・線・角が極力できないように、滑らかになるように形成してください。
○ ボックス部マージンを1.0〜1.5mm確保
○ 狭窄部は垂直・水平的に1.5mm以上確保
6°以上のテーパー ○
○ 隣接歯との歯間離開を付与
○ マージンはバットジョイント（ノンベベル）
○ 丸みをもった形成

インレー（悪い例）

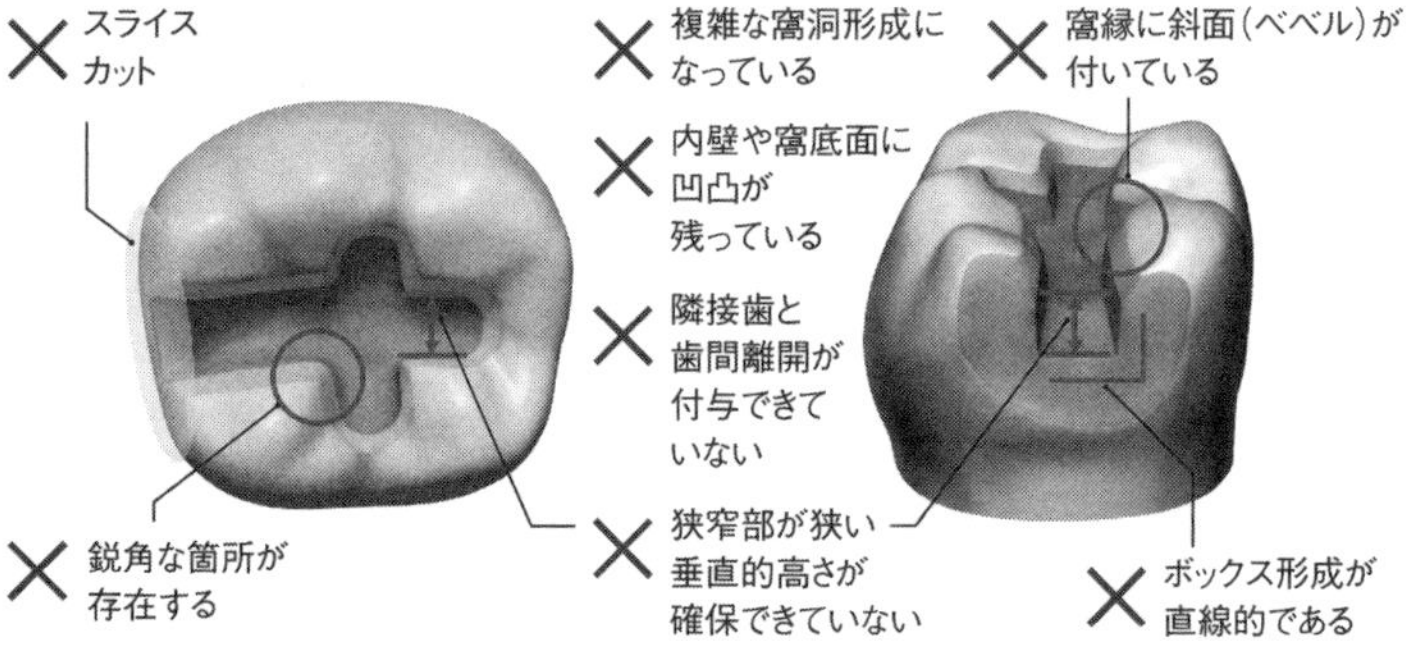
× スライスカット
× 複雑な窩洞形成になっている
× 窩縁に斜面（ベベル）が付いている
× 内壁や窩底面に凹凸が残っている
× 隣接歯と歯間離開が付与できていない
× 鋭角な箇所が存在する
× 狭窄部が狭い 垂直的高さが確保できていない
× ボックス形成が直線的である

画像提供：ジーシー

歯の表面をトリートメントする〝シーリング〟

第3章でも述べた、イミディエイトデンチンシーリング（Immediate Dentin Sealing）について再び、より詳しく説明します。

窩洞形成が終わった後は、その内面に補綴物をしっかりとセットすることが重要です。歯の内面は、周囲をエナメル質が囲み、その内側には象牙質があります。ハイドロキシアパタイト95％の無機質なエナメル質は、酸でエッチング処理して接合しやすいようにします。

また象牙質は、無機質69％のほか、有機質コラーゲンと水分を含んでいるため、接着が難しい性質を持ちます。象牙質と強固に接着させるには、象牙質のコラーゲン繊維に樹脂含浸層を形成させ、確実に接着力を持たせることがポイントになります。

歯の表面に適切な処理を施すことによって、強力な接着効果を得られます。この形成直後の象牙質の処理、すなわちエッチング↓プライミング↓ボンディングの3工程で、歯の表面を処理していく技術をイミディエイトデンチンシーリングと呼びます。

①**エッチング**…エナメル質に限局したエナメルエッチング（酸処理）を20秒行い、水で洗い流し、乾燥させます。

②**プライミング**…近年はエッチングと同時にプライミング処理が行われる製品が多い。また左記のボンディングまでの工程を1液ワンステップで行う製品も多い。乾燥時間は処理剤の粘稠度などに影響されるので、作用時間と乾燥時のエアーの強さは商品の使用条件を参考にすべきです。

③**ボンディング**…ボンディング液を何度も塗布して確実に必要な時間光照射を行います。

この操作で接着に必要な樹脂含浸層が形成され接着力を初めて有するようになります。窩洞底面には、フローレジンを窩底の表面の表層だけに少し流しこみ、光照射を行います。またその上には、う蝕により失われた象牙質の厚みの分だけ、レジンペーストを置き、失われた象牙質の厚みに置き換えます。

そして、またそのレジンを光照射し、しっかりと硬化させます。

歯面処理の工程を確実に実施することで、接着強度が格段に変わってきます。

マイルドなエッチングとスメアー層

エッチングとは、酸でエナメル質や象牙質を侵食することによって表面に凹凸をつくりだし、接着力を高める技術です。

この際次ページ下A図のようにリン酸エッチングが象牙質に少しでも触れてしまうと、あっという間に象牙細管内のスメアープラグ（160ページの図1参照）まで除去され、象牙細管という痛覚に関係する組織が開いたような状態になります。こうなると、補綴をセットしたあとに染みたり疼いたり、患者に不快な症状が起こりやすくなります。

最近では、pＨ２〜３程度のマイルドなエッチング液でセルフエッチを行うようになっています。次ページ下Ｂ図のように間周象牙質と管間象牙質の削りかすだけを除去し、象牙細管の中のスメアープラグは残した状態で処理することがベターと言われています。

電子顕微鏡の比較を見ても明らかなように、オーバーエッチングした方の象牙細管は、

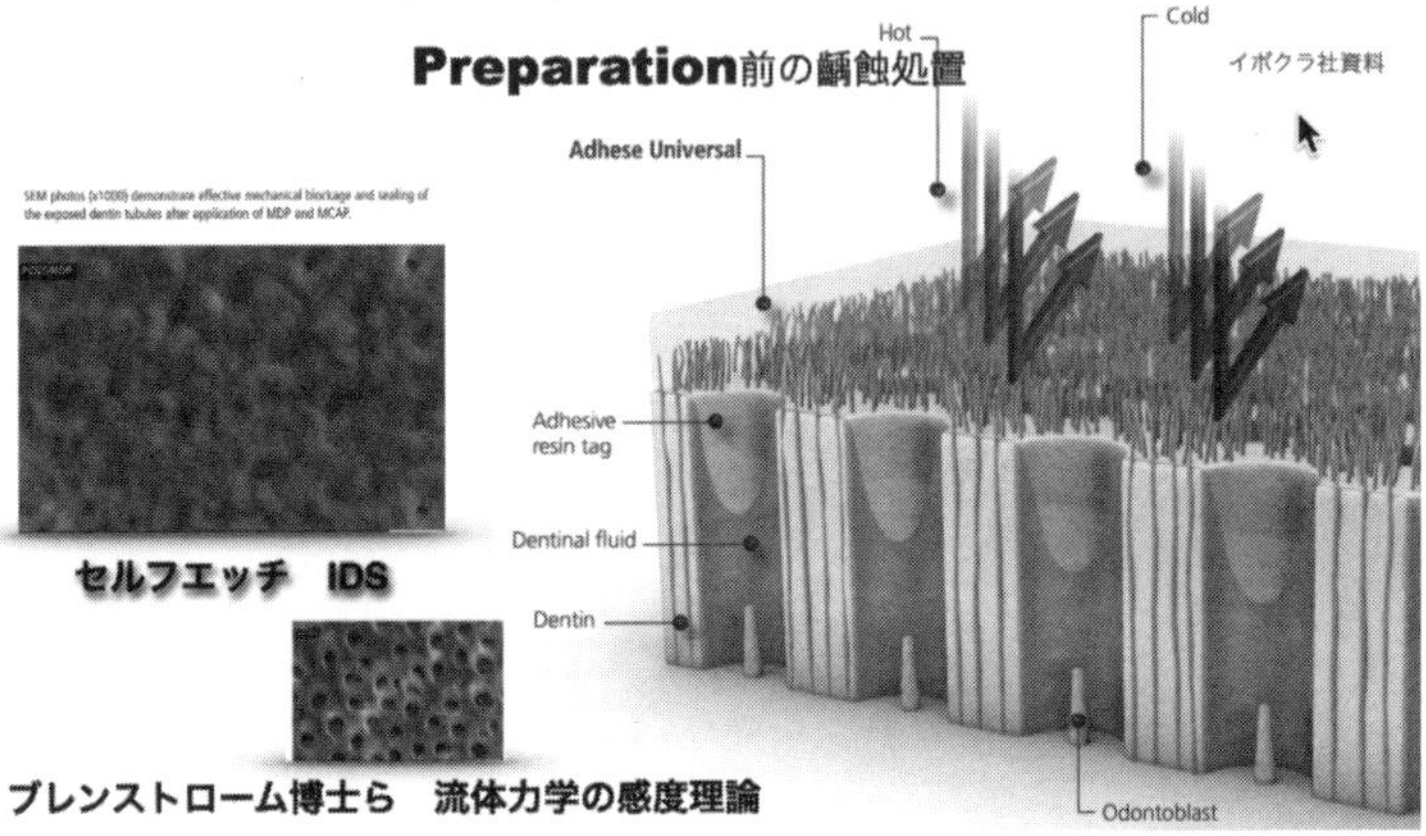
Preparation前の齲蝕処置
Hot
Cold
イボクラ社資料
Adhese Universal
SEM photos (x1000) demonstrate effective mechanical blockage and sealing of the exposed dentin tubules after application of MDP and MCAP.
セルフエッチ　IDS
Adhesive resin tag
Dentinal fluid
Dentin
Odontoblast
ブレンストローム博士ら　流体力学の感度理論

画像提供:イボクラールビバデント

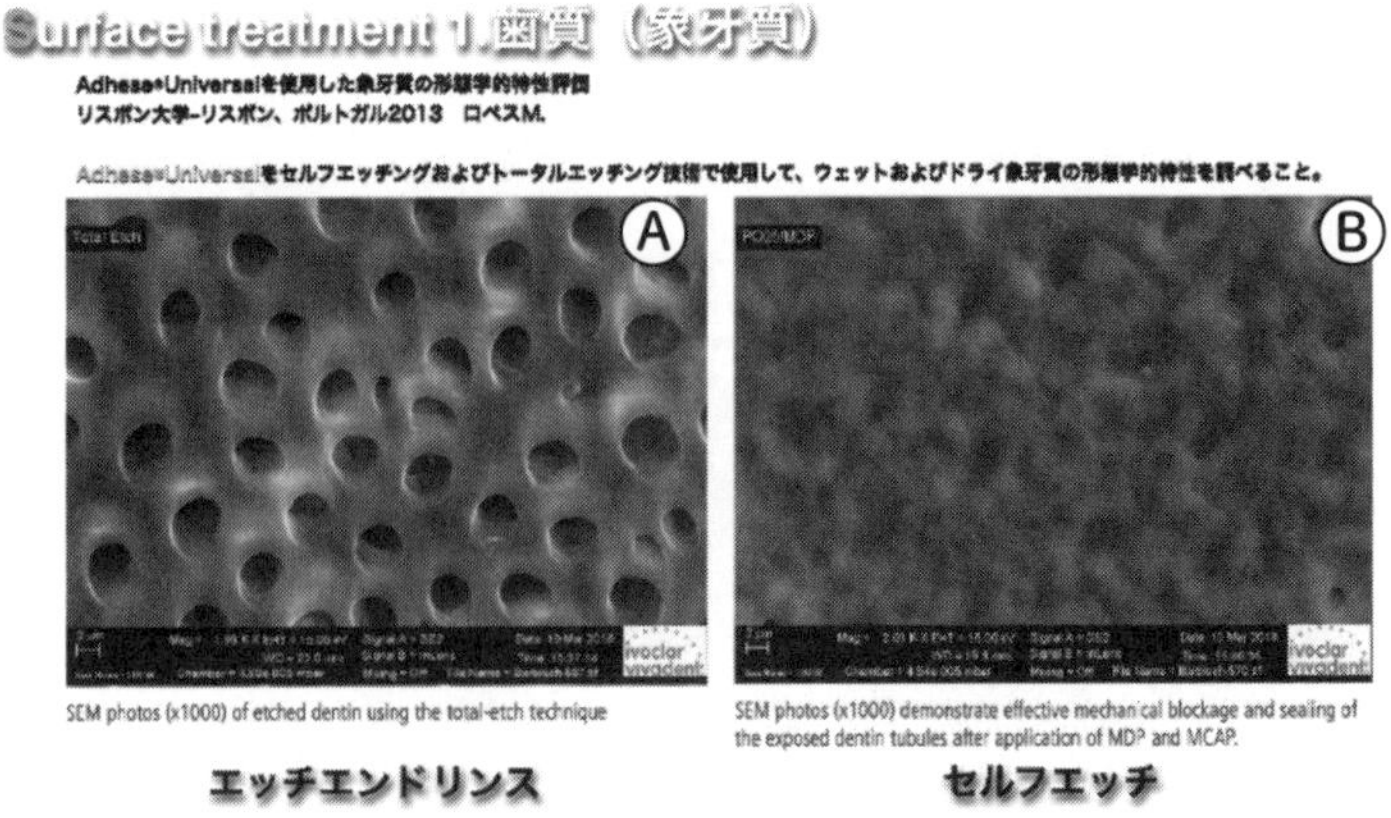
Surface treatment 1.歯質（象牙質）
Adhese®Universalを使用した象牙質の形態学的特性評価
リスボン大学-リスボン、ポルトガル2013　ロペスM.
Adhese®Universalをセルフエッチングおよびトータルエッチング技術で使用して、ウェットおよびドライ象牙質の形態学的特性を調べること。
A
B
ivoclar vivadent
SEM photos (x1000) of etched dentin using the total-etch technique
SEM photos (x1000) demonstrate effective mechanical blockage and sealing of the exposed dentin tubules after application of MDP and MCAP.
エッチエンドリンス
セルフエッチ

画像提供:イボクラールビバデント

痛々しく穴が開いてしまっているのに対して、セルフエッチの場合は、表面に大きな穴は見られません。

スメアー層は除去しても象牙細管の中のスメアープラグは取らないという、マイルドなエッチングが推奨されています。

IDS(Immediate Dentin Sealing)

エッチングした象牙質層の上には、樹脂含浸層を作り、またその表面にはフロアブルレジンを一層塗布することにより、初期接着力が約3倍にアップすることがわかってきています。また、樹脂含浸層を作ることにより温熱刺激等を遮断してくれるので、患者の不快症状を防ぐことができます。

歯髄のある歯を治療で削った場合には、一定の熱を持つと痛みを感じることがあります。これは、深く削ったためというよりも、同じ箇所を長く削ったために熱が集中して歯髄に障害が発生し痛みとして感じるのです。

IDS(Immediate Dentin Sealing)の手順

1

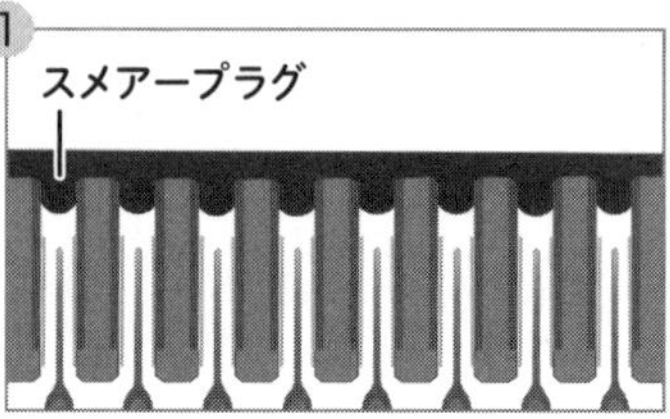

軟化象牙質(虫歯)を取る
スメアー層(象牙質の削り片)が残る

2

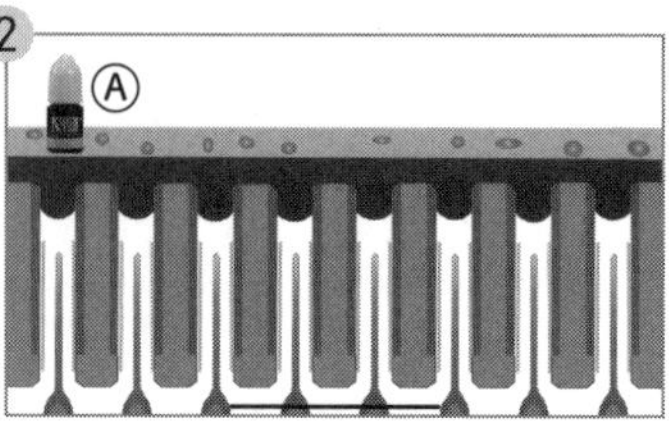

メガボンドのプライマーを20秒しっかり塗りこする(重要。タイマーで測る)

3

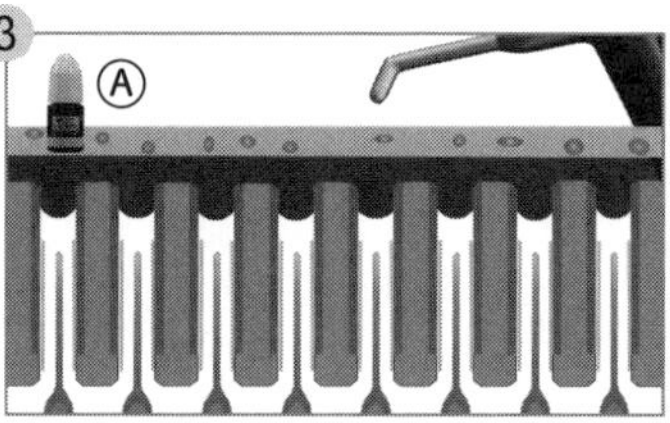

エアーを強圧でプライマー液を吹き飛ばす　10秒程度　(水分が残ると噛んだときに液体流動説で痛みを感じる)

4

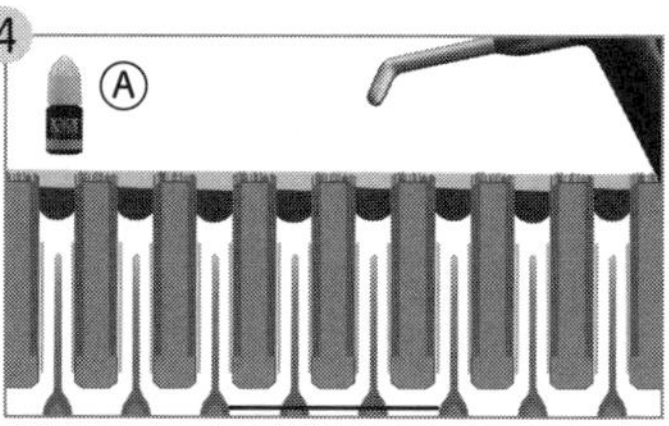

表面が脱灰し、コラーゲン繊維が先端部剥き出しになる

5

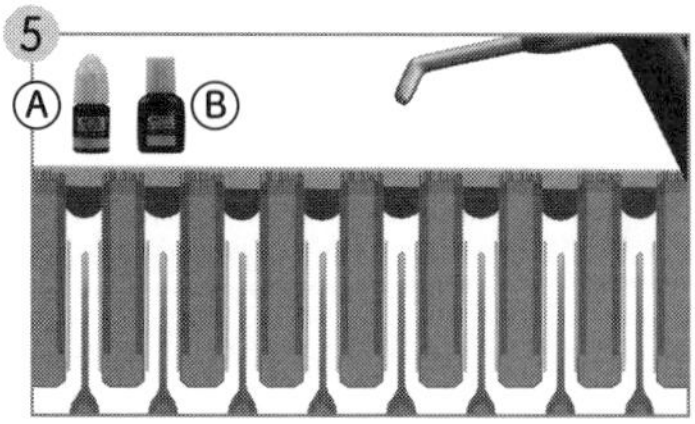

ボンディング液を塗る　コラーゲン繊維に浸透する

6

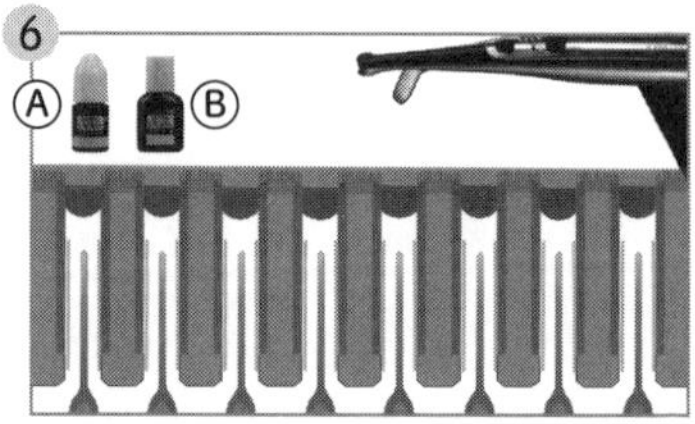

光重合で固める→樹脂含浸層ができる(ハイブリッドレイヤー)

画像提供:北道敏行先生

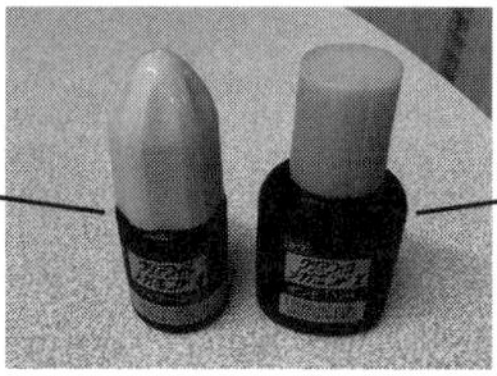

クリアフィル®メガボンド®2

これらの一連の下準備をＩＤＳ（Immediate Dentin Seal ing）とレジンコーティングと呼び、生きている象牙質を外部刺激や、口腔内のプラークから生成される酸から守るための最大の防御処置です。これをしっかりと行っているかどうかで、う蝕処置後の予後を左右することになります。

感染予防と接着力の向上のために、ＩＤＳを確実に行うことは必須の下準備といえます。

長期脱落防止のための光照射

せっかく作った補綴ですから、できれば長く患者さんに使用してもらいたいものです。補綴が長期脱落しないために必要な処置について述べます。

生体の歯牙の構造を模倣した修復ですから、必要最小限の厚みで形成することができます。その修復物を歯牙に接着させるためには、光・化学重合デュアル硬化型セメントを光照射により確実にしっかり硬化させることがポイントになります。

補綴の厚みと光照射した場合の相関関係をご覧ください（次ページの上図）。補綴の厚

割れない、不快症状を出さないために

デュアルキュア型レジンセメントへの光照射方法とセラミックに対する接着耐久性

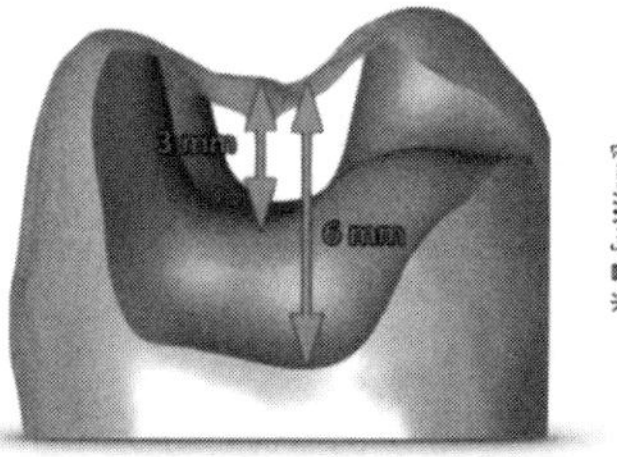

厚みがあれば良いということではない

セラミックの厚みが2㎜でセメント層に到達する光量は400mW/㎠を下回る

セラミックの厚みによる光量の低下

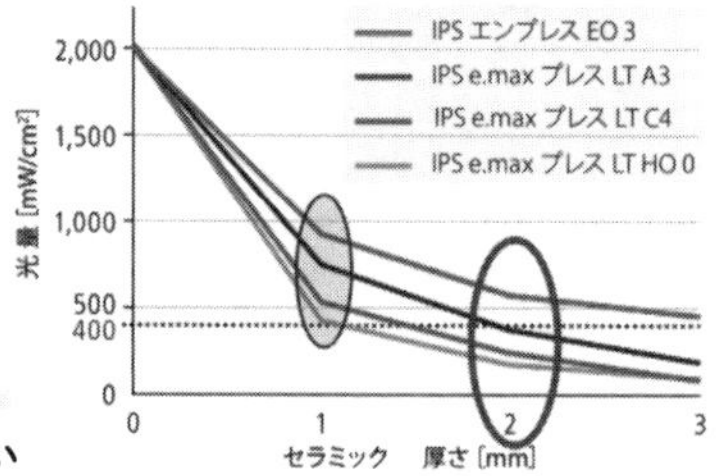

R&D, Ivoclar Vivadent AG, Schaan, 2016

画像提供：両図ともイボクラールビバデント

みが3㎜を超えると、一気に光重合が3分の1にまで減衰することがおわかりいただけるでしょう。

言い換えると、セラミックの厚みが厚すぎると光照射を行ってもセラミック層により光の透過が減衰されるため、結果として未重合のセメントが残ってしまう、ということです。要するに接着させるレジンセメントが十分に硬化しないため、時間が経過すると、修復物が脱落したり、隙間から2次的なう蝕を再発する原因になると推測されます。

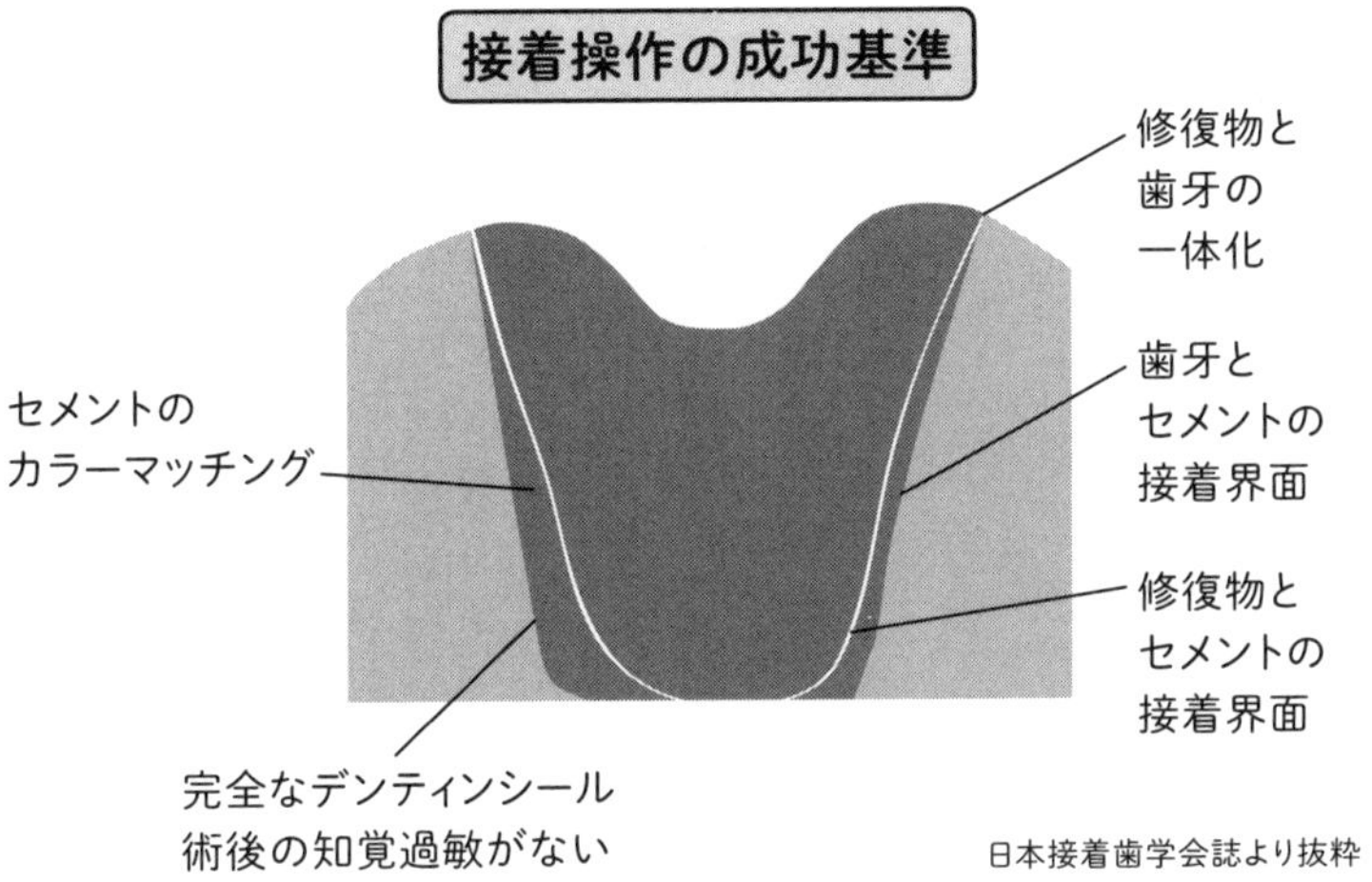

補綴成功の5要素

様々な段階を経て、出来上がったCAD・CAM補綴。歯にセットする最終段階が、治療が成功するかどうかの鍵を握っていると言っても過言ではありません。では、接着はどのような状態になると成功したと言えるのでしょうか。

日本接着歯学会によると、次の5つの基準を満たすことが成功の条件と定義しています。

- 修復物と歯牙の一体化。
- 歯牙とセメントの接着界面。

●修復物とセメントの接着界面。
●セメントのカラーマッチング。
●完全なデンティンシール、術後の知覚過敏がない。

セラスマートのラインナップ

またジーシー社セラスマートには以下のようなブロックの色や大きさが数多くラインナップされていますので、そこから、患者さんのケースに適切なものを選びます。

前歯部にはセラスマート・レイヤー、小臼歯部には、セラスマートプライム、大臼歯部には、セラスマート300を使用します。

レイヤー、プライム、300の3種類ともに、材料の基準値を上まわっています（次ページの下図）。このように保険適用の材料ではありますが、耐久性や強度においてある程度の期間は維持できるものと思って、当医院では、保険治療を希望された場合には、患者さんにセラスマートの使用を推奨しています。

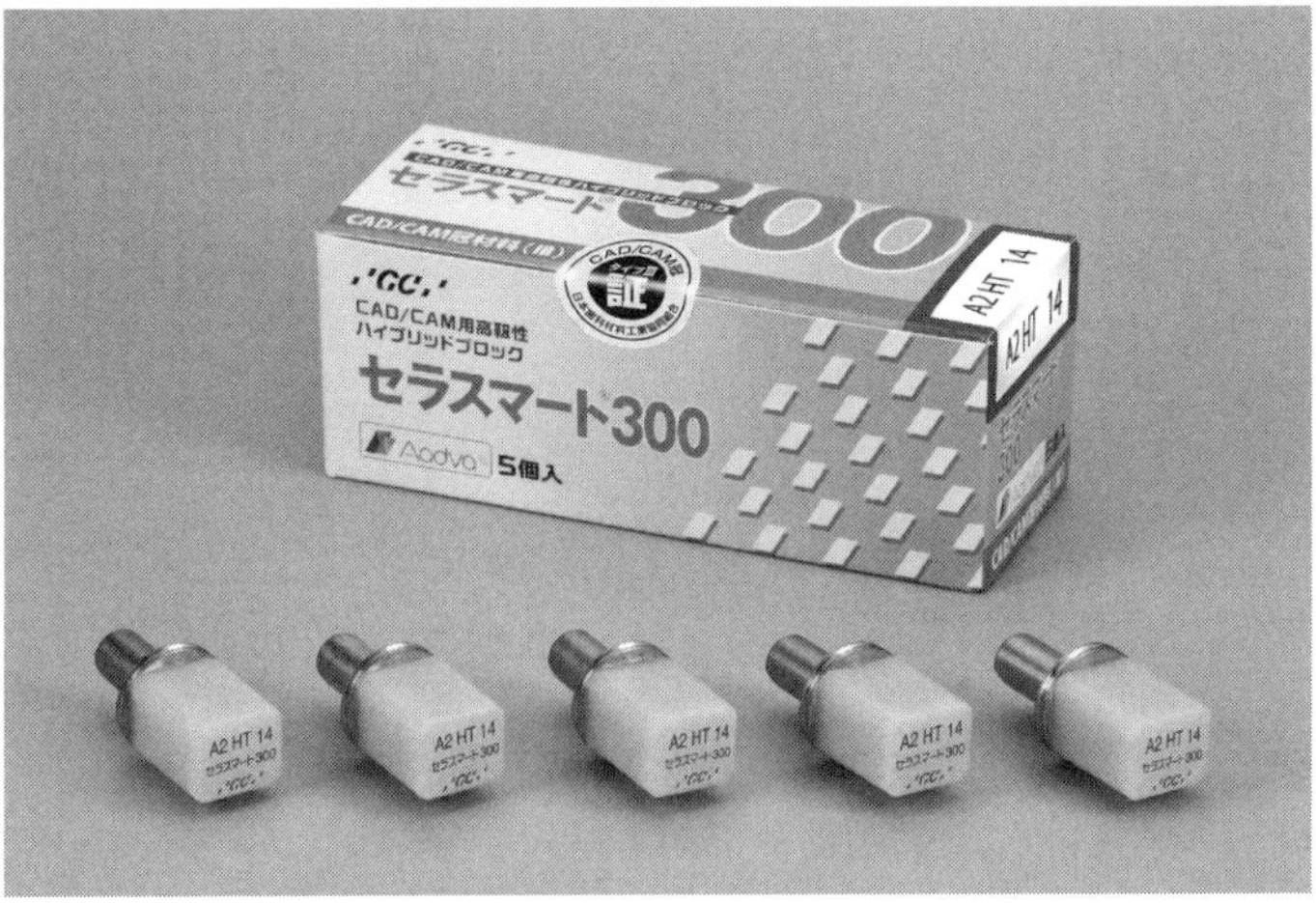

セラスマート300は、主に大臼歯に用いるブロックで色調もA1からA3.5まで豊富。
画像提供：ジーシー

材料の硬さを示すビッカース硬度

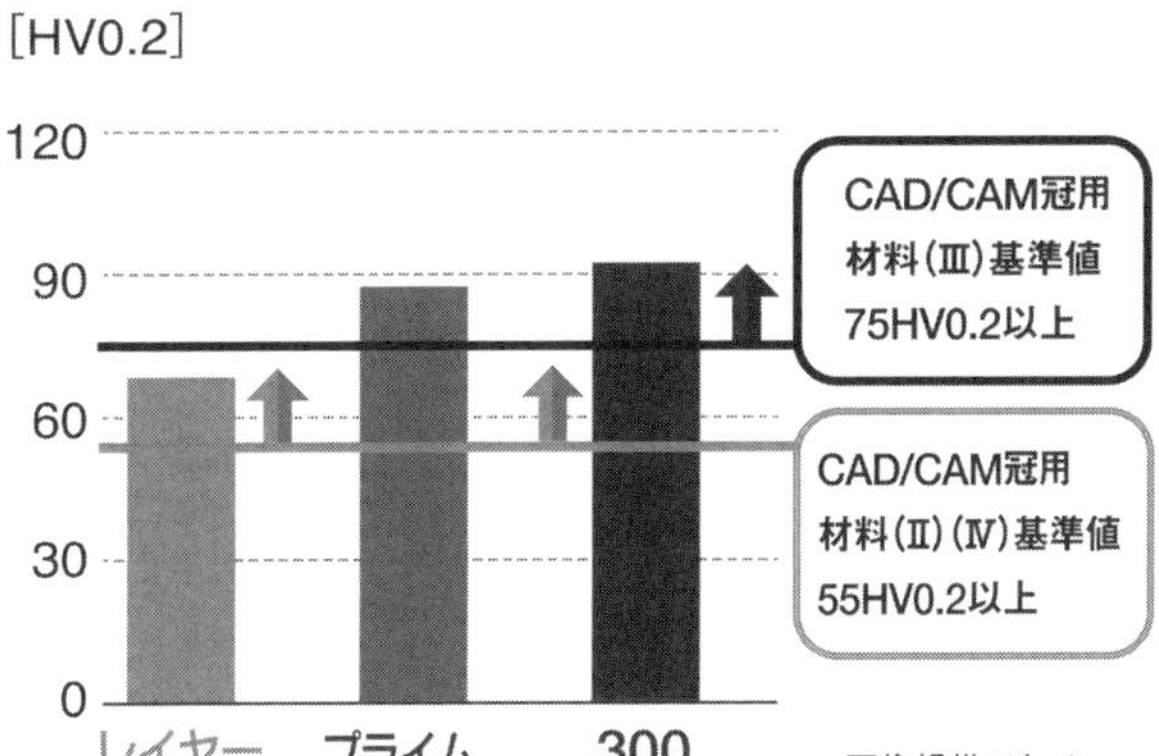

画像提供：ジーシー

接着の失敗の原因

逆に、補綴が失敗するケースは、何に起因しているのでしょう。
次に、接着の失敗を招く要因を挙げておきますので、参考にしてください。

●ラバーダム等防湿の不完全

・ラバーダムをできない場合は、ＺＯＯを使ったり、オプトラゲートを併用する。

●プロトコルの無視

・求められるクリアランスが足りないと破折する。
・窩洞内面は、角ばらせずに、スムーズなエッジにする。
・ブラック窩洞よりは、応力が集中しないように、なだらかな窩洞にする。
・セラミックは、圧縮には強いが、引っ張りには弱いので、セット後に「歯がしみる」とか「歯が疼く」とかの症状がある場合には、咬合調整する。

●ステップごとの失敗

・セットする、セメントの不足が原因で破折・脱落することがある。

・セメント不足で、中に気泡が混入することがある。そこが起点になって破折する。

●重合の不完全

・セラミックは、想定以上に光を遮断するので、十分な光を当てることが必要。チューリッヒ大学の研究では、60秒では不十分、210秒でようやく硬化する（光重合機器を2本使用した場合）

●セメントの選択ミス

●表面処理のミス

パーフェクトボンディングという言葉を聞いたことはありますか？　文字通り、完璧な接着ということです。

「接着を制するものはオールセラミック修復を制する」という言葉があるほど、接着は要です。接着時にミスをすると、それまでの作業がすべて水の泡になってしまいます。

コラム

楽しく歯磨きをするために世界の歯磨き粉を試してみよう

吉岡歯科クリニック（ＹＤＣ）の待合室に、世界の歯磨き粉を、ＣＡの娘のお土産として陳列しています。患者さんは、いつもそれを興味深く見ているようです。

なかでも、アメリカ・ハワイのスイカ味の歯磨き粉が筆者のお気に入りで、よく使っています。子ども用ではありますが、大人にもお勧めです。

欧米では、退屈な歯磨きをいろいろな味で楽しみながらするという習慣があります。日本にもその楽しみ方を伝えたいと思っています。

もちろん欧米では、歯磨き粉にも虫歯予防のフッ素配合をしているものを多く見かけます。ぜひ、いろいろな国の歯磨き粉を試してもらって、自分のお気に入りを見つけてもらいたいと思っています。

ところで余談ですが、ハワイに行くと私はサップヨガで、心身のリフレッシュをしたりしています。

サップヨガとは「スタンドアップパドルボード」の上で、水の上に浮かんで行うヨガです。皆さんもやってみてはいかがでしょうか？

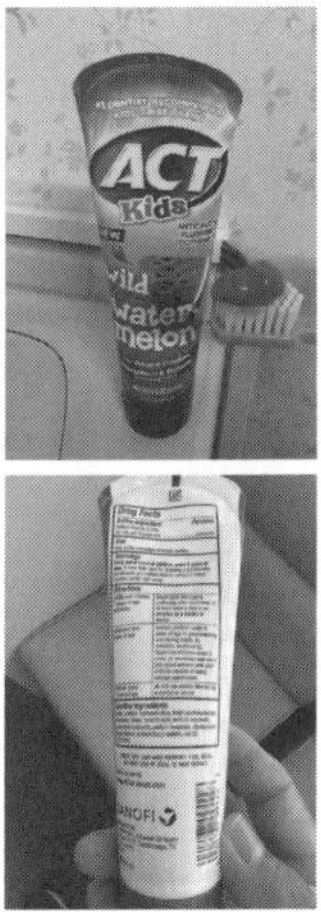

お気に入りのスイカ
味の歯磨き粉

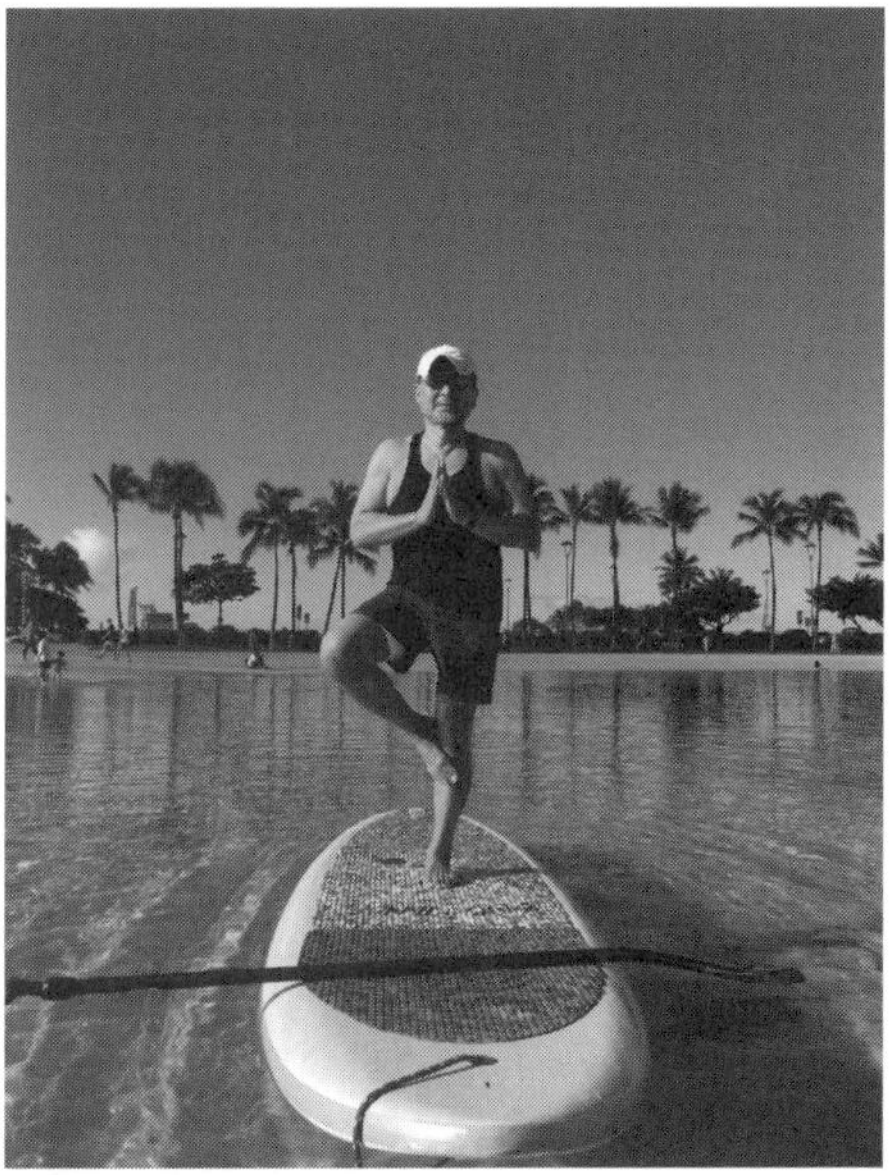

ハワイで筆者がはまっているサップヨガ

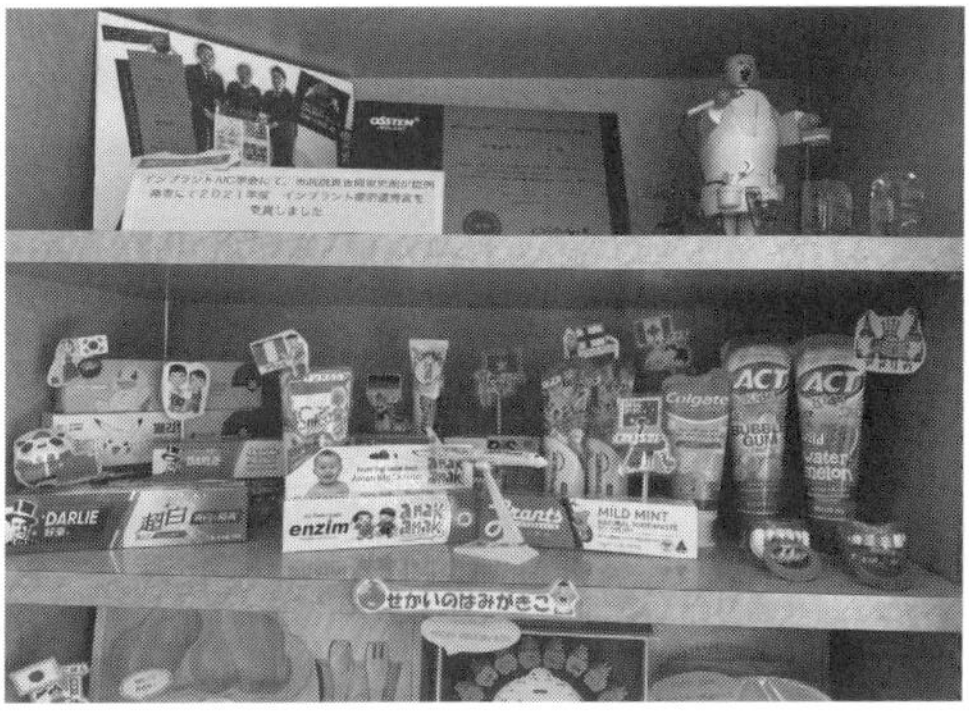

CAの娘が外国ステイの
際に入手してきた各国
の口腔ケアグッズが当院
の待合室にある。

あとがき

歯科医として治療をスタートし、早いもので43年が過ぎようとしています。歯科治療の発展を目指し邁進する日々のなか、40代の頃には地域社会に貢献したいという思いも芽生え、それが徐々に強まりました。その頃から休診日には、地域ボランティアとしての活動をはじめ現在も継続しています。

皆さん、ロータリークラブはご存知でしょうか？　私は二十数年前より茨木西ロータリークラブ（今期・川尻会長・敷知幹事・愛葉事務員）に所属していて、そのボランティア活動の一環として、先日は地元の中学校から「出前授業の講師をしてほしい」と依頼されました。中学校で行われる出前授業とは、校外の講師を招き、普段の授業にはない専門性の高い内容や分野について教える特別授業のことです。現場のリアルな話を直接講師から聞くことで、生徒の学ぶ意欲を高め、将来の職業イメージをふくらませる目的があります。

昼食を終えた午後の時間帯に授業するということから、生徒たちが眠くならない構成を考えました。興味をひく動画や画像をふんだんに用意。授業に飽きないように配慮した資料を準備して教壇に立ちました。

まず、アメリカ初代大統領ジョージ・ワシントンの使用していた入れ歯の画像を見せて授業スタート。今から200年以上も前の入れ歯です。それが非常に良好な状態で保管されていることに生徒たちは大変驚いた様子で、身を乗り出して見入ってくれました。それから約1時間の授業の間、終始、熱心に授業に耳を傾けてくれたのです。

後日、校長先生の礼状とともに、生徒たち全員の感想文が私のもとに送られてきました。将来歯科医になるのが夢だという女子生徒からは、吉岡先生の授業を聞いてさらに歯科医になりたい気持ちが強まった、と感謝の言葉が添えられていました。

その感想文をすべて読み終えたときには、思いもかけない嬉しい言葉の数々に感動し、他では味わったことのない充実感を覚えたものです。これから一人でも多くの若者に、この仕事のやりがいを伝えていきたい、そんな思いを新たにしました。本書をその中学の図書室に寄贈し、将来の職業選択の一候補としてもらいたいと考えています。

私はもともと十数年前より近所の茨木市立南中学校の校医をさせていただいていますが、そこでもこの私の右記に説明したような出前授業を希望されているとのことで、年内にまたそちらでも同じような授業をさせていただく予定になっています。

この本を締めくくるにあたって、吉岡歯科クリニック（ＹＤＣ）の患者さんの健康状態や疾患の照会でご指導をいただいている茨木市開業の内科の院長岡本光豊《みつとよ》先生（岡本医院、https://www.okamotoiin.com/）や同じく茨木市開業の北摂クリニック（https://www.sukokai.or.jp/）院長柚木《ゆき》孝仁《たかひと》先生には患者さんの健康管理で日頃お世話になり感謝申し上げます。

また日頃ＣＡＤ・ＣＡＭ治療を行う上で、器械のメンテナンスをはじめ、補綴デザイン作成で困った時には、いつでもTeamViewer（オンライン）で助けてくれているデンツプライシロナ社ＣＡＤ・ＣＡＭトレーナーの岩永浩幸《ひろゆき》さんには感謝しています。高速道路を走行時でも最寄りの停車場で車を止めてインターネットで助言・アドバイスをしてもらっています。岩永さんは、困った時の神頼みです。

また、ＣＡＤ・ＣＡＭを行う前処置としてインプラント治療においてその手術の治療計画、デザインを一緒に考えてくれるオステム・ガイドセンター（ガイドチーム技工士10名・補綴チーム技工士４名）のＹＤＣ担当のガイドチーム主任の歯科技工士の赤塚楓《かえで》さんにもインプラントオペ設計の片腕として活躍してもらっていて助かっています。また、インプラントオペの際には、適切な助言と支援をしてくれているオステムジャパン大阪東支店主任の田中樹《たつき》さんにも支えていただき感謝申し上げます。

また、CAD・CAMのセレック導入に当たって尽力をいただき、導入後も材料のブロック等の供給で協力いただだいている新田歯科器材の営業で薬剤師の資格もある新田貴志《たかし》さんにも感謝申し上げます。

それと、CAD・CAMを削り出した後の大事な仕上げ、色づけ、研磨を担当してくれている、吉岡歯科クリニック・小野山智彦《ともひこ》技工部長は縁の下の力持ちです。このCAD・CAMの技工を支える要の仕事をしてくれて、患者さんの歯の形や色の希望も聞き出してくれて、いい仕上げをしていただきいつも感謝しています。

またスタッフには、CAD・CAMのブロックの注文や在庫の管理を完璧にこなし、材料の準備やプライムミルなどの器械のメンテ、CAD・CAMの患者さんへの丁寧なコンサルもしてもらい、私は治療に集中していればいいので大変感謝しています。改めてありがとうと言いたいです。

これまで長年、私が心血を注いで歩んできた歯科医という職業。この仕事の素晴らしさを日本の未来を担う若者に紹介していくこと。それが私のこれからの人生で果たしていきたい目標のひとつになりました。

そして、これからも欧米の最先端の知識や技術を紹介し、国内に普及させることにより、歯科治療の発展に貢献していく決意がゆらぐことはありません。日本の歯科治療のレベルを向上させていくための探求に時間と情熱を注ぎ続けてまいります。

最後に、この本を出版するにあたって、取材のヘルプをしてくれたサポートの小林佑実さんと、特にライターの向千鶴子さんには、沢山の専門用語を一般読者にわかりやすく表現を変えていただいた上、私の趣旨をうまくまとめ上げていただき、その努力には頭が上がりません。ありがとうございました。

そして、この本を出版するにあたり書籍の段落の構成や細かい口絵の配置や筆者の伝えたいことがうまく伝わるようアドバイスしていただいた、青春出版社の樋口博人さんには、感謝申し上げます。

またこの本は、昨年本の完成を待たずに他界した吉岡歯科クリニックの事務長を長く務めてくれた母に捧げたいと思います。きっとこの本の完成を喜んでくれていると思います。
そして、すべての人に美しい口元をもたらす日が訪れることを願いつつ筆をおきます。

2024年　沖縄　名城ビーチにて　吉岡宣史朗

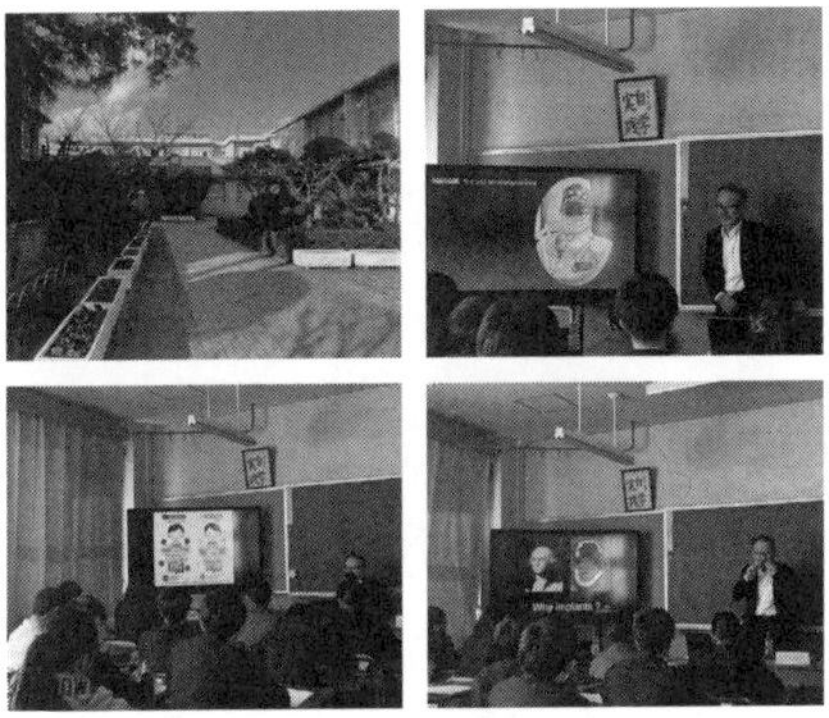

茨木市立養精中学校での出前授業

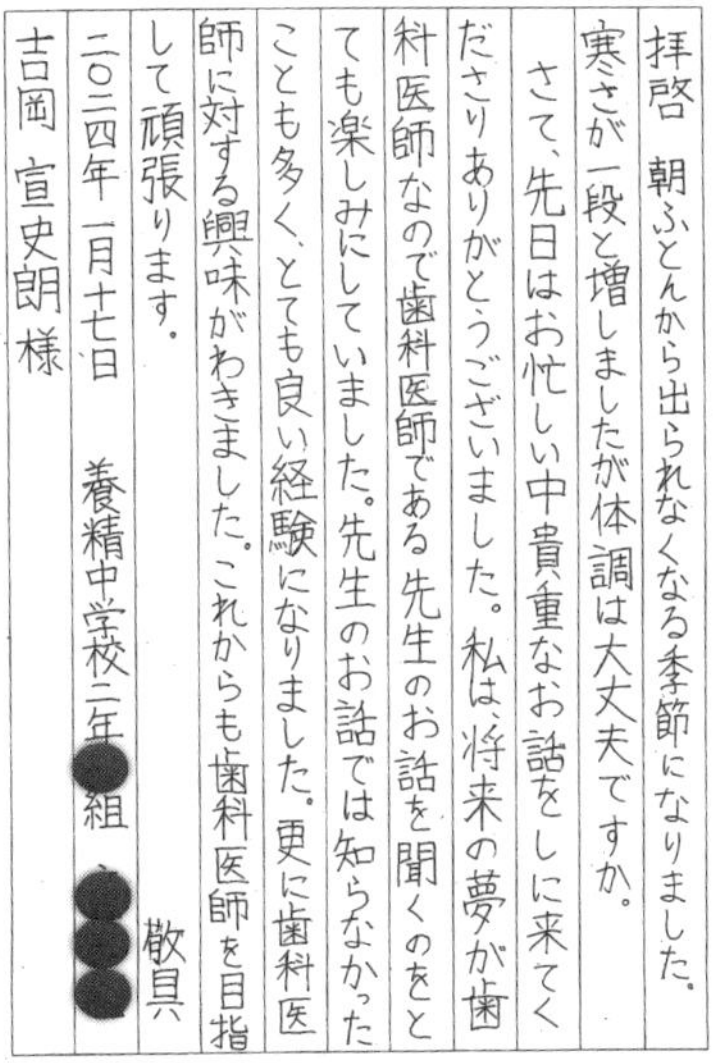

拝啓　朝ふとんから出られなくなる季節になりました。寒さが一段と増しましたが体調は大丈夫ですか。
　さて、先日はお忙しい中貴重なお話をしに来てくださりありがとうございました。私は、将来の夢が歯科医師なので歯科医師である先生のお話を聞くのをとても楽しみにしていました。先生のお話では知らなかったことも多く、とても良い経験になりました。更に歯科医師に対する興味がわきました。これからも歯科医師を目指して頑張ります。
敬具
二〇二四年一月十七日　養精中学校二年[redacted]組　[redacted]
吉岡　宣史朗様

養精中学校の2年生からいただいた
嬉しい感謝のお便り

日頃お世話になっている方々（敬称略）

― Special thanks ―

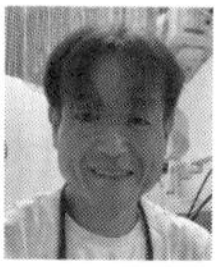

佐々木 知（ささき とも）
医師・医学博士（大阪）
佐々木耳鼻咽喉科クリニック院長
耳鼻咽喉科専門医

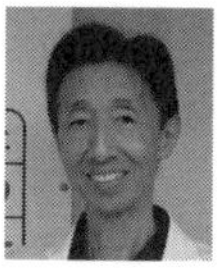

川尻 勝久（かわじり かつひさ）
医師（大阪）
医）けあき会・川尻クリニック
理事長
脳神経外科専門医

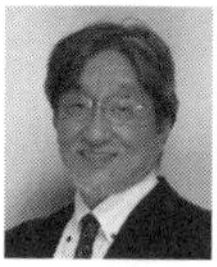

石野 良純（いしの よしずみ）
薬学博士（大阪）
九州大学 名誉教授、
東京工業大学特定教授
2020年度ノーベル化学賞候補
（友人）

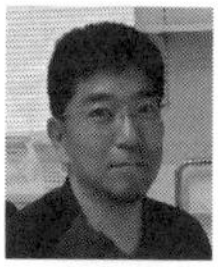

右梅 貴信（うばい たかのぶ）
医師（大阪）
池田クリニック院長　医学博士
泌尿器科専門医・指導医

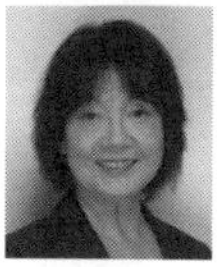

石野 園子（いしの そのこ）
薬学博士（大阪）
九州大学 農学研究院 学術特任教員
前九州大学生物化学分野准教授
（友人）

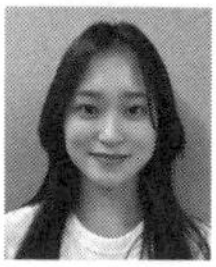

赤塚 楓（あかつか かえで）
OSSTEM　DEGITAL CENTER（東京）
ガイドチーム主任：歯科技工士
（YDC担当）

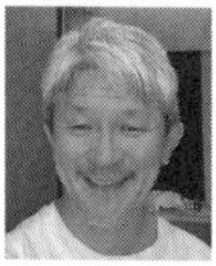

洪 性文（ホンソンムン）
歯科医師（東京）
日本大学歯学博士
吉祥寺セントラルクリニック　院長
Osstem Implant main director

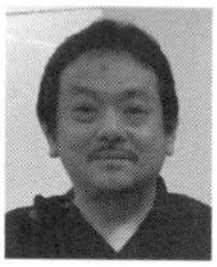

北道 敏行（きたみち としゆき）
書籍監修
きたみち歯科医院・院長（兵庫県）
日本臨床歯科CADCAM学会会長

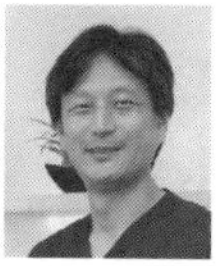

金山 健夫（かなやま たけお）
歯科医師（東京）
博士（歯学）
東京銀座デンタルクリニック院長
OSSTEMインプラントDirector
（インプラントの師匠）

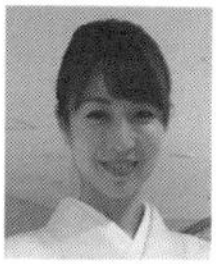

藤井 宗典（ふじい そうてん）
（大阪）
裏千家茶道　助教授
着付け講師

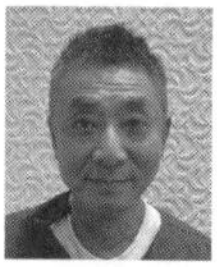

細川 孔（ほそかわ とおる）
歯科医師（熊本）
細川歯科 矯正歯科院長
FTA歯科研修会主宰
（審美歯科の師匠）

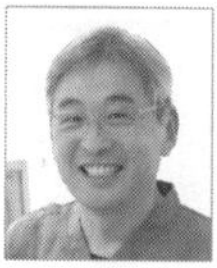

松崎 大助（まつざき だいすけ）
歯科医師（大阪）
まつざき歯科クリニック院長
（元勤務医）

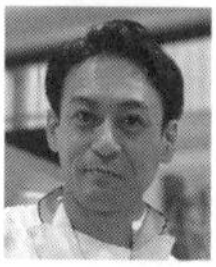

岡部 猪一郎（おかべ いいちろう）
歯科医師（京都）
SAN DENTAL CLINIC院長
歯学博士

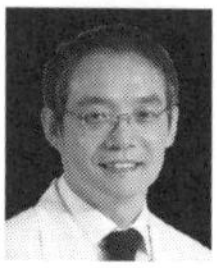

Oh sang Yoon,DDS（KOREA）
Founder & Director of
ATC implant institute
Director of Acro dental Clinic
韓国の有名なインプラント臨床医
（筆者が師事）

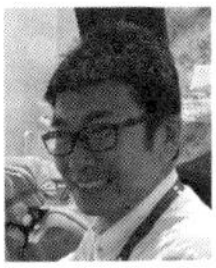

岩永 浩幸（いわなが ひろゆき）
デンツプライシロナ株式会社（大阪）
CAD/CAMトレーナー/歯科技工士
（YDC担当）

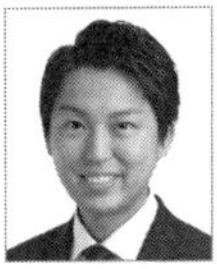

米川 勝利（よねかわ しょうり）
（大阪）
茨木市議会議員　茨木BBS会顧問
2013年初当選　無所属3期目

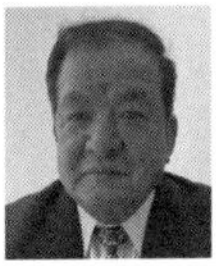

辰野 博（たつの ひろし）
（大阪）
株式会社レインボー物流　代表取締役
「全国展開するネットワークで日本の“食”を支えます」

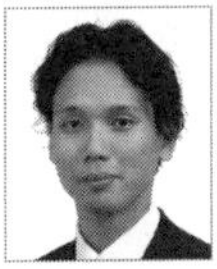

澤井 奎佑（さわい けいすけ）
株式会社メディネット（大阪）
デンタルケアグループ コンサルタント

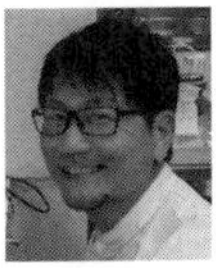

小野山 智彦（おのやま ともひこ）
医）喜心会 吉岡歯科クリニック（大阪）
技工部長：歯科技工士

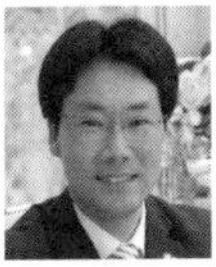

津村 昌明（つむら まさあき）
（京都）
生命保険会社　営業次長
ライフプランコンサルタント
（登山の師匠）

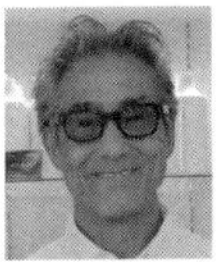

片山 隆信（かたやま たかのぶ）
（大阪）
美容師
（有）ヘアアンドメイク ララ代表取締役

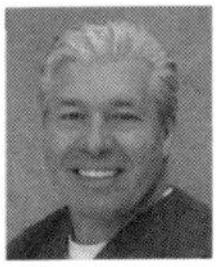

Kole Miller, DDS
歯科医師（米国）
ニューヨーク州　2軒開業
矯正歯科・審美歯科
（20年来友人）

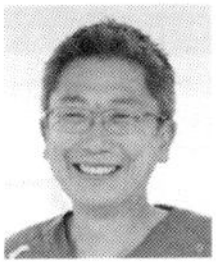

内藤 竜生（ないとう たつお）
歯科医師（神奈川）
医）内藤歯科医院 理事長
MBA（修士（経営））
（友人）

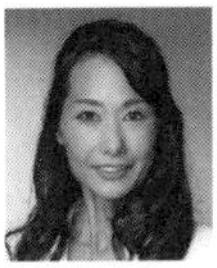

大澤 千恵子（おおさわ ちえこ）
（大阪）
株式会社ママライカ代表取締役
一般社団法人子ども未来総合研究所
理事長　元摂津市議会議員

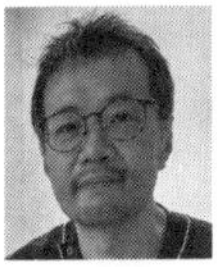

前川 典之（まえかわ のりゆき）
歯科医師（大阪）
前川歯科クリニック院長
（元勤務医）

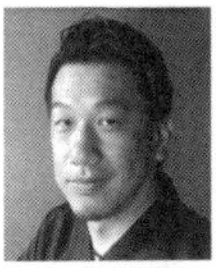

前川 誠志（まえかわ せいじ）
（大阪）
C-side Tailor's 代表　歯科技工士
日本顎咬合学会　認定技工士

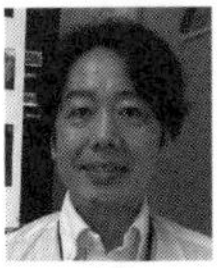

狩集 伸吾（かりあつまり しんご）
成田デンタル（歯科技工専門商社）
シニアコーディネーター（大阪）
（YDC担当）

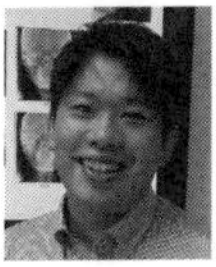

新田 貴志（にった たかし）
新田歯科器材（大阪）
営業　薬剤師
（YDC担当）

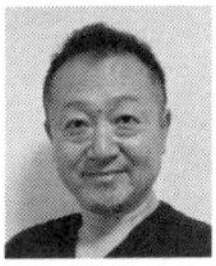

宇山 昌克（うやま まさかつ）
有）unite・us代表（大阪）
柔道整復師　鍼灸師
日本構造医学会会員

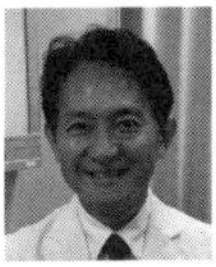

柚木 孝仁（ゆき たかひと）
医師（大阪）
医）崇孝会　北摂クリニック
理事長・院長
循環器専門医、産業医

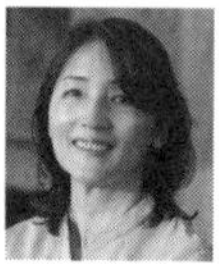

松浦 直美（まつうら なおみ）
歯科医師（岩手）
デンタルスクエアもりおか青山
副院長

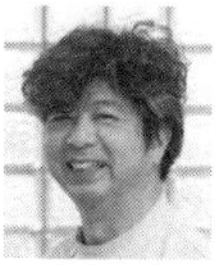

天野 錦治（あまの きんじ）
歯科医師（愛知）
アマノ歯科　院長　医学博士
歯科・小児歯科・矯正歯科

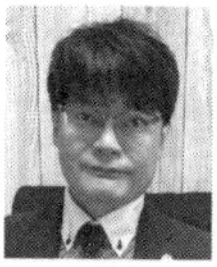

黒根 祥行（くろね よしゆき）
（大阪）
弁護士（大阪弁護士会）
ふくおか洋一法律事務所　代表代行

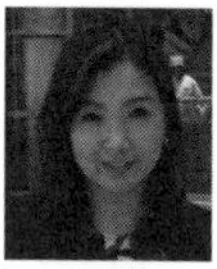

林 早恵子（はやし さえこ）
株式会社　SAE Trading（大阪）
代表取締役CEO
美容機器・海外コスメの輸入コーディネイト

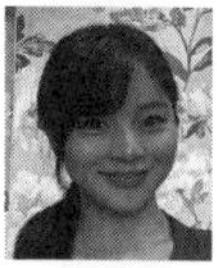

佐々木 晴加（ささき はるか）
歯科医師（愛媛）
医療法人佐々木歯科 理事
放射線認定医

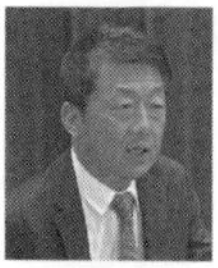

藤井 成行（ふじい なりゆき）
（大阪）
株式会社T・U・M代表取締役
歯科技工所

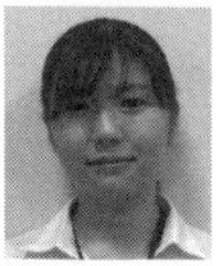

朝倉 結香子（あさくら ゆかこ）
（大阪）
株式会社 松風　歯科材料全般
大阪営業所

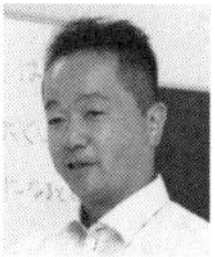

森 拓哉（もり たくや）
相続コンサルタント（大阪）
一級ファイナンシャルプランニング技能士
株式会社アイポス 代表

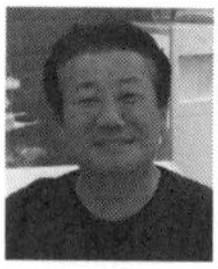

大森 基弘（おおもり もとひろ）
歯科医師（沖縄）
セレブ・デンタルオフィス院長

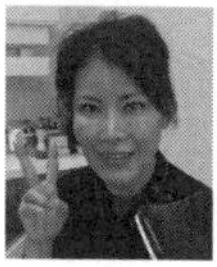

中埜 昌世（なかの まさよ）
歯科医師（大阪）
医療法人　健世会
なかの歯科クリニック

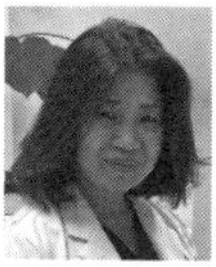

森川 麗子（もりかわ れいこ）
歯科医師（大阪）
もとはら歯科クリニック　院長
日本歯科医師連盟常任理事

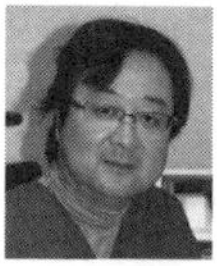

原田 光康（はらだ みつやす）
歯科医師（京都）
原田歯科医院・院長
審美・矯正・インプラント専門医
（友人）

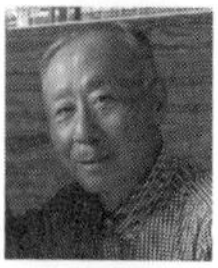

船橋 輝夫（ふなはし てるお）
（大阪）
日鴻商事株式会社代表取締役社長
（元）長谷工リアルエステート副社長

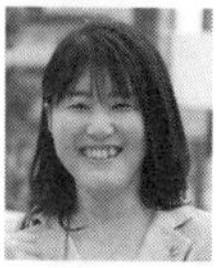

後藤 美加（ごとう みか）
税理士（大阪）
日本クレアス税理士法人　執行役員
株式会社えびすサポート代表

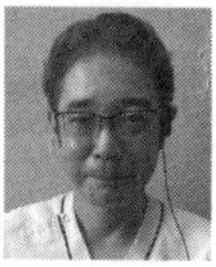

兼子 賢之（かねこ まさゆき）
歯科医師（熊本）
かねこ歯科クリニック院長
（動画編集の師匠）

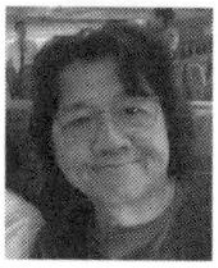

楊 家華（Dr.Yang Chia-Hua）
台湾宣蘭縣　歯科医師
Yang Ming Dental Clinics
Osstem Implant Director
（13年来友人）

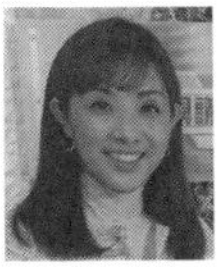

藤田 瞳（ふじた ひとみ）
（京都）
松竹芸能所属フリーアナウンサー
2003年ミス日本コンテスト関西代表

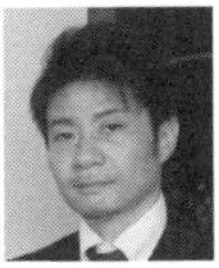

土井 奨（どい つとむ）
弁護士（大阪）
滋賀弁護士会所属
日弁連公設事務所・法律相談センター委員

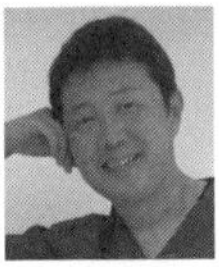

御手洗 聖史（みたらい やすし）
歯科医師（福岡）
博士（歯学）
みたらい歯科 院長 福岡市開業

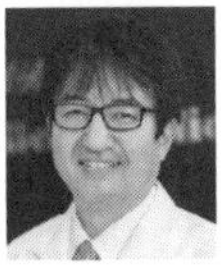

小杉 博基（こすぎ ひろき）
歯科医師（大阪）
こすぎ歯科医院　院長
富田林歯科医師会会長

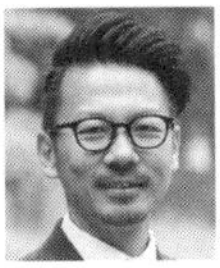

札立 幸一（ふだたて こういち）
経営・マーケティングコンサルタント
Seaque/シーク　代表　（大阪）

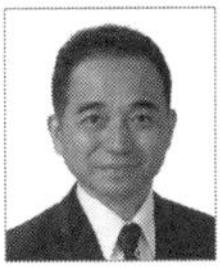

敷知 龍一（しきち りゅういち）
（大阪）
有限会社テクノビレッジ（金属加工業）
代表取締役

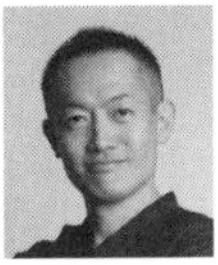

井口 二郎（いぐち じろう）
歯科医師（大阪）
医療法人　開名（かいな）
二郎歯科　理事長

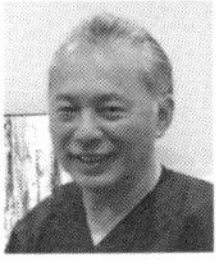

坂井 秀明（さかい ひであき）
歯科医師（大阪）
医療法人育歩会坂井歯科医院
理事長
かほりまち歯科院長

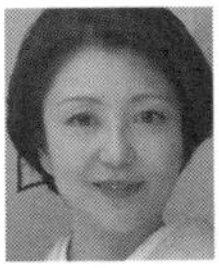

秀安 麻美（ひでやす まみ）
クラブ山名ママ（大阪・北新地）

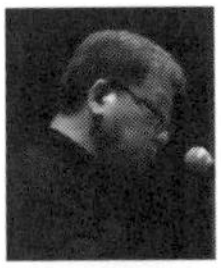

上田 裕司（うえだ ひろし）
（大阪）
タンゴガルーファ主宰、NHK文化教室
神戸大阪にて講師
（筆者と東中学で同級）

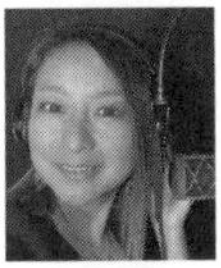

erykah（エリカ）
（大阪）
Singer、ボイストレーナー
『DEEP IN MY SOUL』をリリース

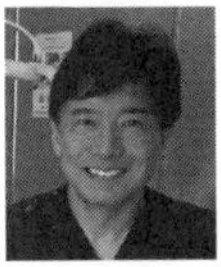

中野 浩輔（なかの こうすけ）
歯科医師（岡山）
なかの歯科クリニック院長
口腔インプラント学会専修医

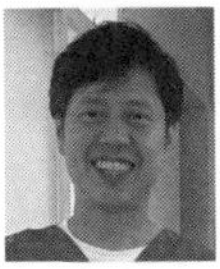

尾上 拓郎（おのえ たくろう）
歯科医師（兵庫）
オノエ歯科 矯正歯科院長
OSDセミナーDirecter（2022～）

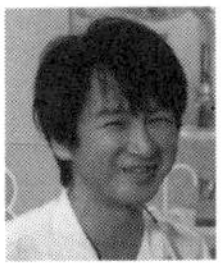

松本 正洋（まつもと まさひろ）
歯科医師（大阪）
吹田市にまつもと歯科開業
医療法人真摯会理事長
（筆者と20年来の友人）

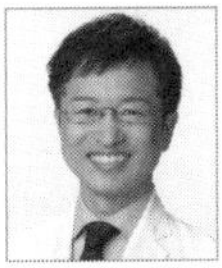

脇 智典（わき とものり）
歯科医師・歯学博士（東京）
医療法人社団　麻布東京デンタルクリニック理事長
（元勤務医）

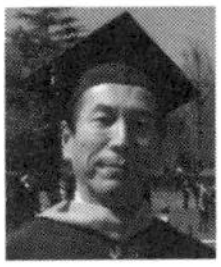

森川 崇洋（もりかわ たかひろ）
（大阪）
株式会社ソニックス　代表取締役
（友人）

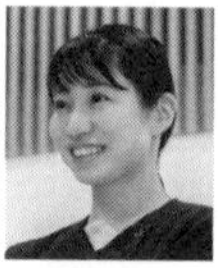

永嶌 えるみ（ながしま えるみ）
歯科医師（福岡）
永嶌歯科クリニック
IDIA（国際口腔インプラント）
Master専門医

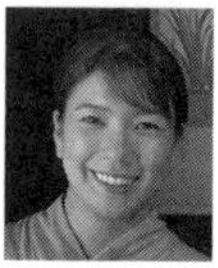

客殿 りこ（きゃくでん りこ）
（和歌山）
お宿南峰庵@和歌山県高野山の麓
1日1組の古民家宿オーナー

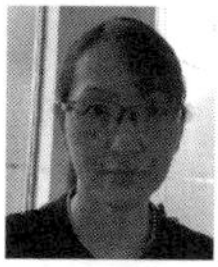

西川 靖子（にしかわ やすこ）
歯科医師（兵庫）
はなぶさ歯科医院　院長
（元勤務医）

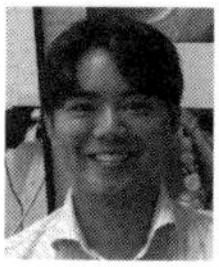

田中 樹（たなか たつき）
株式会社 OSSTEM JAPAN
大阪　東支店　主任
（YDC担当）

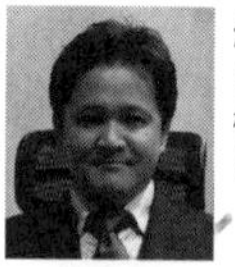

舩越 徹太郎（ふなこし てつたろう）
（福岡）
株式会社ウェブフロント代表取締役
（YDCのHP担当）

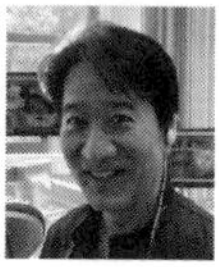

鳥潟 隆睦（とりかた りゅうぼく）
歯科医師（大阪）
りゅうぼく歯科院長

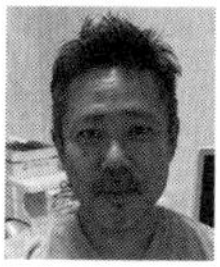

大西 崇（おおにし たかし）
歯科医師（大阪）
医療法人　慧愛会　おおにし歯科
理事長　歯学博士
松本歯科大学校友会・大阪府支部支
部長

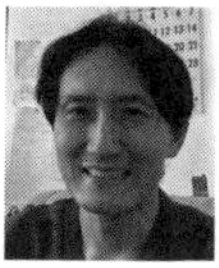

田口 尚吾（たぐち しょうご）
歯科医師（大阪）
細田歯科　院長
日本口腔インプラント学会専門医

著者のクリニックの紹介

医療法人喜心会

吉岡歯科クリニック（YDC）

〒567-0828
大阪府茨木市舟木町14-16　吉岡ビル1/2F
阪急茨木市駅東出口より徒歩5分　Ⓟ9台
TEL：072-634-0770　　Dr、D.H.　見学可

WEBサイト

インプラント治療
説明動画

iTeroを使った
治療計画の
説明動画

この本を読んでYDCでコンサルを受けたいと思った方は、ぜひ下記の電話番号でご予約ください。

- 例1：銀歯がたくさんあるので、一度相談したい。
- 例2：口絵の提案1にあるような白い歯を入れたい。
- 例3：口絵の提案4にあるような、
  欠損をインプラントして残存歯を矯正して、
  最後はCAD・CAMで綺麗にしたい。

以上のように具体的に申し出ていただけると助かります。

優先予約電話：0120-868《ハローハ》-418《ヨイハ》

診療時間	月	火	水	木	金	土	日祝
9:00～12:30	●	●	▲	●	●	●	
14:00～18:00	●		▲		●	●	
14:00～19:00		●		●			

【定休日】日・祝・▲水曜（※祝祭日のある週の水曜日は診療いたします）

協力医療機関

岡本医院
（大阪・茨木市）

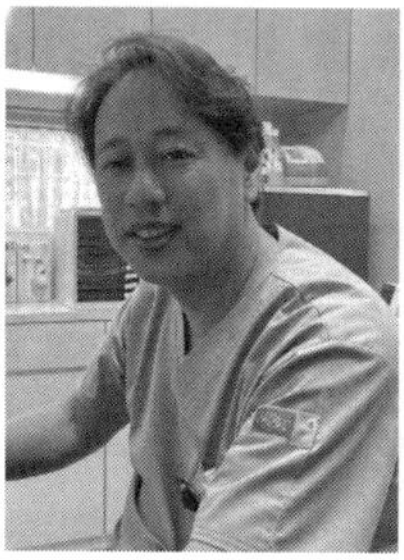
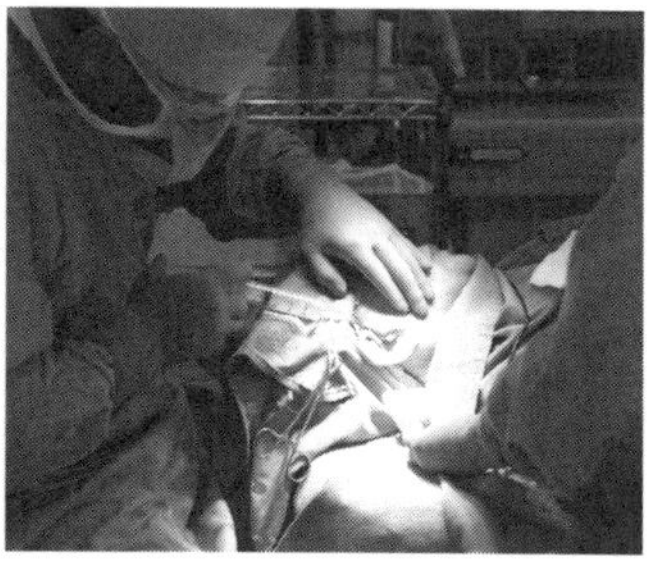

岡本 光豊（おかもと みつとよ）

（医）ベルフィーヌ岡本医院理事長。形成外科、皮膚科、内科。形成外科、皮膚科の一般診療を中心に、美容外科、美容皮膚科まで、患者さんのご希望に添えるよう、幅広い診療を行っている。

梅田 脳・脊髄・神経クリニック
（大阪）

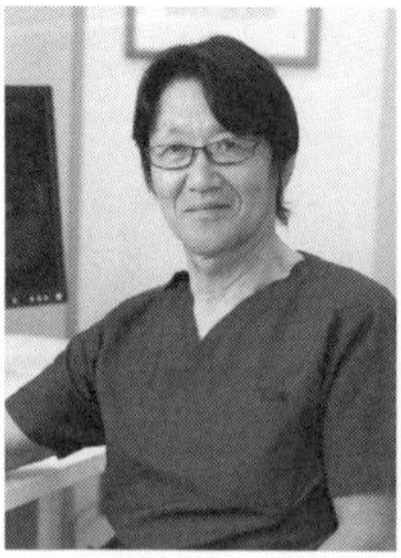
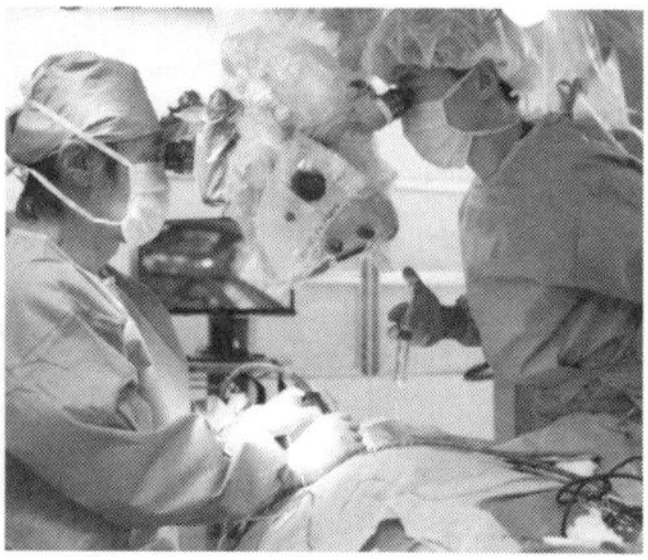

町田 脳神経外科
（東京）

田辺 英紀（たなべ ひでき）

医学博士。脳神経外科専門医。6,000例以上執刀。第26回日本脳神経減圧術（三叉神経痛）学会会長。梅田脳・脊髄・神経クリニック理事長。町田脳神経外科理事長。

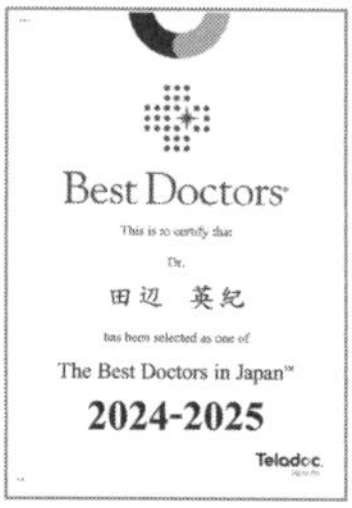
Best Doctors
This is to certify that
Dr.
田辺 英紀
has been selected as one of
The Best Doctors in Japan™
2024-2025
Teladoc.

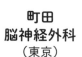

鏡でお口を見ましょう!

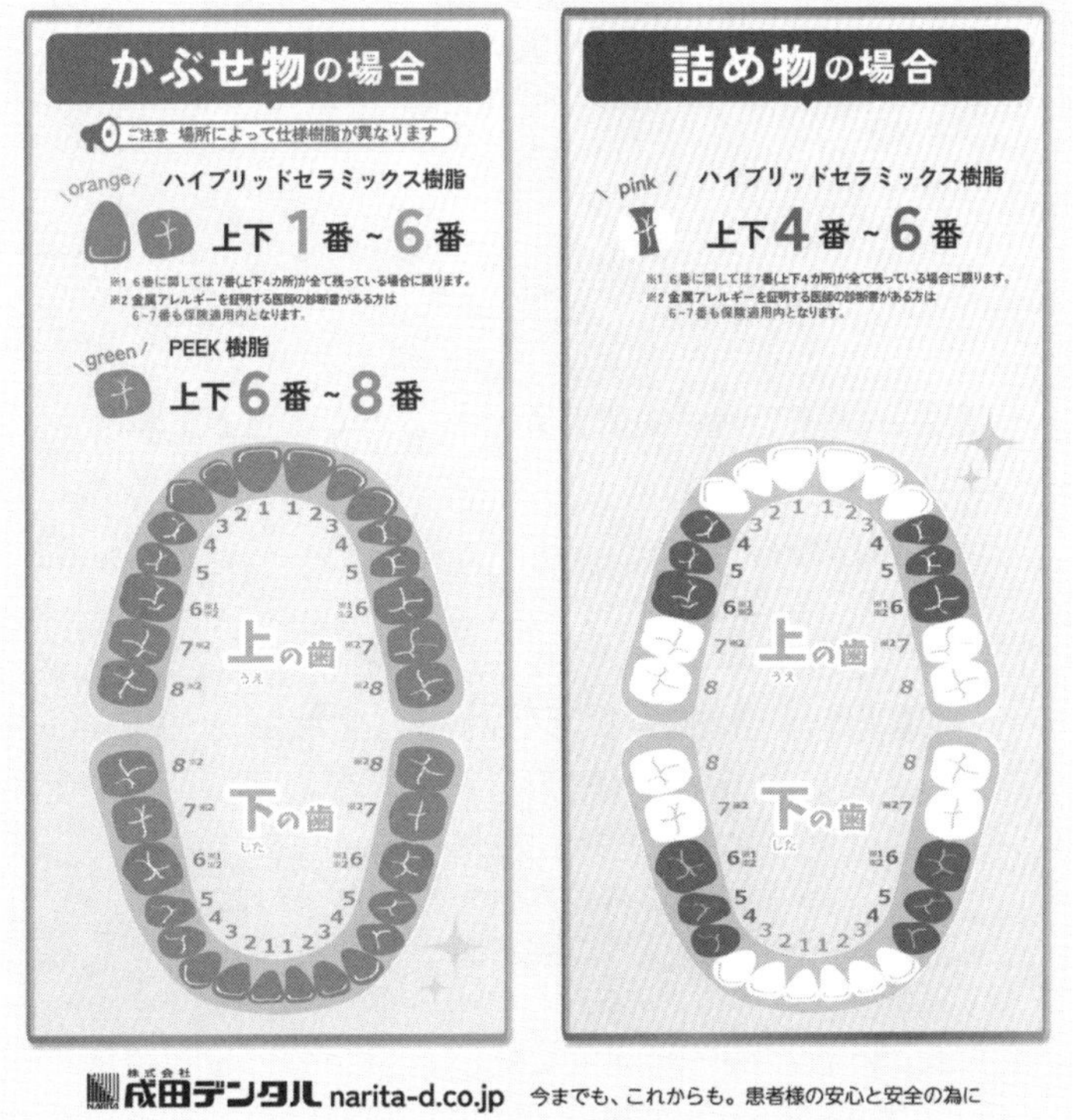

画像提供:成田デンタル

著者紹介　吉岡宣史朗

歯学博士。歯科大学卒業後、大阪市内で3年勤務。その後、1年間、米国の大学に留学。1987年、開業（大阪・茨木市）。2005年、医療法人・喜心会吉岡歯科クリニック開設。現在、矯正からインプラントまで、デジタルとアナログの技術を駆使して、CAD/CAMを加えた、包括的な治療を行い、ワンランク上の歯科医院を目指している。

監修者紹介　北道敏行

きたみち歯科医院・院長。日本臨床歯科CADCAM学会会長。VITA国際指導医。ISCD国際コンピュータ歯科学会公認国際セレックトレーナー。株式会社モリタCADCAMインストラクター。株式会社白水貿易CADCAMインストラクター。イボクラビバデントJapanインストラクター。VITA CADCAMインストラクター。

先生《せんせい》、保険《ほけん》で白《しろ》い歯《は》に替《か》えられるって本当《ほんとう》ですか？

2024年11月8日　第1刷
2025年 2 月2日　第2刷

著　者　吉《よし》岡《おか》宣《せん》史《し》朗《ろう》
編　集　株式会社 プライム涌光
発　行　青春出版社
プレミアム編集工房
東京都新宿区若松町12番1号　〒162-0056
代表　03(3203)5121
premium@seishun.co.jp
印　刷　三松堂株式会社
製　本　三松堂株式会社

ISBN978-4-413-08522-9 C0047

定価　本体1500円+税